Philipp Rausch

Das

LOGISCH-ERNÄHREN-BODY-SYSTEM

Effektive Ernährungsstrategien für Muskelaufbau und Fettabbau.

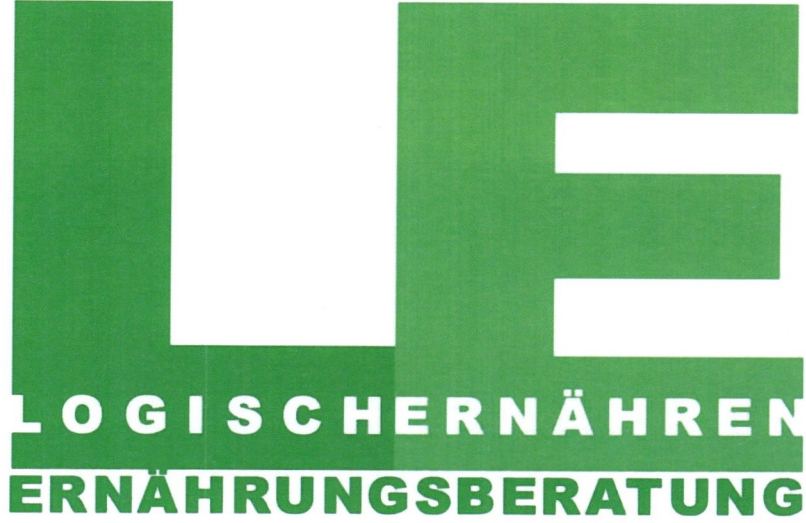

Herausgeber:

Philipp Rauscher, BA in Ernährungsberatung
Silcherstrasse 3
72585 Riederich

www.logisch-ernaehren.de
Philipp@logisch-ernaehren.de

Haftungsausschuss:

Sämtliche übermittelten Informationen sind vom Autor/Berater einhergehend geprüft worden; dennoch erfolgen alle Angaben und Empfehlungen ohne Gewähr. Es wird hiermit ausdrücklich darauf hingewiesen, dass die Anwendung sämtlicher gegebener Empfehlungen, Ernährungs-sowie Trainingsprogramme wie auch alle weiteren Informationen auf eigene Gefahr erfolgen. Eine Haftung des Autors/Beraters bzw. dessen Unternehmen und seiner Beauftragten für Sach-, Personen- oder Vermögensschäden ist ausgeschlossen. Der Autor/Berater bzw. dessen Unternehmen und Beauftragte können bei Auftreten oben genannter Schäden nicht zur Verantwortung gezogen werden – weder direkt noch indirekt. Die vom Autor/Berater getätigten Angaben wurden einhergehend geprüft, können aber unter Umständen von bekannten wissenschaftlichen und medizinischen Auffassungen abweichen. Es obliegt daher dem Kunden, eigenverantwortlich zu entscheiden, in wie weit er die Informationen der gelieferten Ernährungs- und Trainingspläne sowie Ernährungs- und Trainingsempfehlungen für sich nutzt. Vor der Anwendung der gelieferten Ernährungs- und Trainingspläne sowie Ernährungs- und Trainingsempfehlungen sowie der Anwendung empfohlener Nahrungsergänzungen sollte der Rat eines erfahrenen Arztes eingeholt werden bzw. eine ärztliche Untersuchung erfolgen.
Die Resultate bei genauer Anwendung der gelieferten Trainings- und Ernährungspläne sowie Ernährungs- und Trainingsempfehlungen können von Person zu Person variieren. Der Autor/Berater bzw. dessen Unternehmen und Beauftragte können für Misserfolge des Kunden nicht zur Verantwortung gezogen werden. Die Durchführung obliegt alleine dem Kunden.

Bibliographische Information der Deutschen Nationalbibliothek
Die Deutsche Nationalbibliothek verzeichnet diese Publikation in der Deutschen Nationalbibliografie; detaillierte bibliografische Daten sind im Internet über http://dnb.d-nb.de abrufbar.

Coverbild: "Perfect Body" © ohnisko; www.fotolia.de

© 2009 Philipp Rauscher

Herstellung und Verlag: Books on Demand GmbH, Norderstedt
ISBN 9783839115367

Vorwort

An dieser Stelle möchte ich mich zunächst bei all meinen Kunden bedanken, die mich überhaupt erst dazu motiviert haben, das was ich ihnen täglich „predige" auch mal etwas ausführlicher zu Papier zu bringen – vielen Dank!

Ich hoffe mit dem folgenden Werk und der beschriebenen Herangehensweise an die Ernährung, können möglichst viele Sportler und Fitnessbegeisterte profitieren und ihre Ziele erreichen. Das LOGISCH-ERNÄHREN-BODY-SYSTEM stellt dabei kein striktes Ernährungskonzept mit festgeschriebener Nährstoffeinteilung, sondern vielmehr eine Möglichkeit der flexiblen Anpassung der täglichen Nahrungszufuhr an den individuellen Stoffwechsel dar. Dabei ist es zunächst auch unerheblich auf welchem Leistungsniveau sich jeder Einzelne befindet oder welche Zielsetzung verfolgt wird. Schließlich ist eine gesunde Ernährung nicht an sportliche Ziele gebunden!

Wer hier nun jedoch den ultimativen Ernährungsplan erwartet und Supplement-Strategien um innerhalb kürzester Zeit vom Hampelmann zum Adonis zu werden, den muss ich leider bereits an dieser Stelle enttäuschen! Eine Ernährungsumstellung benötigt Zeit, Disziplin und vielleicht am Wichtigsten, einen starken Willen. Der Spruch „Es ist noch nie ein Meister vom Himmel gefallen" passt auch hier einmal mehr optimal ins Bild. Wer den Willen und die Geduld mitbringt und zusätzlich etwas experimentierfreudig ist, der wird mit dem LOGISCH-ERNÄHREN-BODY-SYSTEM langfristig jedoch in der Lage sein, seine Körperzusammensetzung zielgerichtet und planmäßig zu steuern – und nichts anderes soll Ziel dieses Praxis-Guide der Kraftsporternährung sein!

Viel Spaß beim Lesen und viel Erfolg bei der praktischen Umsetzung!
Philipp Rauscher

Reutlingen, Juli 2009

Inhaltsverzeichnis

1

I. Theoretische Grundlagen

Mit Hilfe des LOGISCH-ERNÄHREN-BODY-SYSTEMS soll versucht werden, den individuellen Stoffwechsel und die individuelle Hormonlage mit Hilfe einfacher Ernährungsmaßnahmen zu optimieren. Ziel soll es hierbei sein, die Körperzusammensetzung positiv zu beeinflussen und nachhaltig zu verändern. Je nach persönlicher Zielsetzung und Körpertyp, können verschiedene Strategien angewandt werden. Sowohl Ziele wie maximaler Muskelaufbau, als auch Zielsetzungen mit Schwerpunkt Fettabbau werden hierbei berücksichtigt. Der Leser soll nach dem Studieren und Durcharbeiten dieses Leitfadens in der Lage sein, die Ernährung eigenständig auf den jeweiligen Stoffwechseltypus anpassen zu können. Hierfür sind jedoch einige wichtige theoretische Grundlagen notwendig. Ein gewisses Grundverständnis und -Wissen über die Physiologie des menschlichen Körpers, sowie über die Makronährstoffe unserer täglichen Ernährung ist unabdingbar. Eiweiße, Kohlenhydrate und Fette sind in der praktischen Anwendung die „Hauptwerkzeuge" zur Gestaltung des eigenen Ernährungssystems.

Über die Veränderung und den gezielten Einsatz der Hauptnährstoffe ist es möglich, und soll letztlich auch das Ziel sein, das hormonelle Umfeld des Organismus zu verändern. Daher ist es ebenso notwendig, sich einen kleinen Überblick über die wichtigsten Stoffwechselhormone zu verschaffen.

Das folgende Kapital beschreibt nun in Kürze den Aufbau, die Funktionen und Eigenschaften der Makronährstoffe sowie einiger Hormone.

Nach der Durchsicht der theoretischen Grundlagen sollte es dem Leser einfacher fallen, die praktischen Anwendungsbeispiele zu verstehen und diese auch sinngemäß in die Praxis umzusetzen.

1 Makronährstoffe

1.1 Proteine

Proteine nehmen in der Sportwelt, speziell im Fitness-, Bodybuilding-, und Kraftsportbereich schon immer eine zentrale Rolle in der Ernährung ein. Die Frage des Proteinkonsums besitzt heute schon beinahe mythische Bedeutung. Insbesondere Bodybuilder und Personen, welche an einem möglichst starken Muskelaufbau interessiert sind handeln häufig nach dem „Mehr ist mehr"-Prinzip. Schließlich stellt das Protein Baustoff für die Muskulatur dar. Wer Muskeln aufbauen möchte, der muss folglich auch mehr Protein konsumieren. Das ist auch durchaus korrekt und entspricht der Realität, jedoch reicht es nicht aus, einfach nur Protein im Übermaß zuzuführen, ohne dabei die anderen Nährstoffe, das Nährstoff-Timing uvm. zu beachten, wie Sie im weiteren Verlauf dieses Buches noch kennen lernen werden.

Doch Protein ist nicht nur Baustoff für die Muskulatur, sondern generell die einzige stickstoffliefernde Verbindung in unserer Nahrung und ebenso Hauptbestandteil der Enzyme, verschiedener Hormone, unterschiedlicher Zellbestandteile, den Antikörpern des Immunsystems und den Gerinnungsfaktoren des Blutes. Zusätzlich bestehen Sehnen, Bänder, Knorpel, Haut, Haare und Nägel aus Protein.

In all diesen Proteinverbindungen erfüllen die einzelnen Proteine vielzählige unterschiedliche Funktionen. So sind Enzyme beispielsweise

Katalysatoren, die die Aktivierungsenergie bestimmter chemischer Reaktionen in unserem Organismus herabsetzen. Ohne diese Enzyme wäre ein Leben überhaupt nicht möglich und sämtliche Reaktionen in unserem Körper würden vollkommen unkontrolliert von statten gehen.

Auf der anderen Seite erfüllen Proteine aber z.B. auch Speicher- und Transportfunktionen. So wird Eisen in unserem Körper z.B. durch Ferritin gespeichert oder das Hämoglobin, das Hauptprotein des Blutes, transportiert den Sauerstoff zum jeweiligen Zielgewebe.

Somit wird schnell ersichtlich, dass nicht nur das Proteinvorkommen sehr komplexer Natur ist, sondern auch die Funktionen recht vielseitig sind. Deshalb dürfte auch klar sein, dass ein Protein nicht gleich ein Protein ist. Nicht jedes Protein ist also gleich. Lediglich das Grundschemata des Proteinaufbaus ist dasselbe. Die jeweilige Zusammensetzung ist je nach Funktion und Wirkungsort verschieden. Daher ist es von entscheidender Bedeutung zu wissen, wie ein solches Protein aufgebaut ist.

1.1.1 Aufbau

Proteine sind Bausteine für den menschlichen Körper. Sie selbst sind jedoch aus noch kleineren Bausteinen aufgebaut, den Aminosäuren. Diese einzelnen kleinen Proteingrundbausteine existieren nun auch wieder in Hülle und Fülle. Jedoch sind nur 20 Aminosäuren für den Proteinaufbau relevant. All unsere Körperstrukturen, die bereits im vorherigen Abschnitt angesprochen wurden, bestehen aus diesen 20 Aminosäuren. Sie werden deshalb als proteinogene Aminosäuren bezeichnet. Alle weiteren in der natur vorkommenden Aminosäuren können zwar durchaus wichtigen Nutzen für uns haben, werden aber nicht als Baustoff unterschiedlicher

Strukturen im menschlichen Organismus verwendet. Sie werden als nicht-proteinogene Aminosäuren bezeichnet.

Diese einzelnen proteinogenen Aminosäuren müssen sich nun formieren. Sie bilden sozusagen eine Kette. Diese Ketten nennt man Peptide. Je nach Länge dieser Ketten werden diese nun nochmals separat eingeteilt. Verknüpfen sich lediglich zwei Aminosäuren miteinander, so spricht man von einem Dipeptid. Bei drei Aminosäuren entsteht ein Tripeptid. Aminosäurenketten unter einer Anzahl von zehn Aminosäuren werden als Oligopeptid und Ketten mit über zehn Aminosäuren als Polypeptid bezeichnet. Von einem Protein spricht man ab einer Kettenlänge von einhundert Aminosäuren. Man kann sich ein Protein in seiner Grundstruktur also wie eine sehr lange Perlenkette vorstellen. Diese Perlenkette kann von unserem Organismus „gelesen" werden. Ja nach Anordnung und Vorkommen einzelner Aminosäuren entsteht sozusagen ein Code. Dieser Code gibt die Funktion des jeweiligen Proteins an. Diese Aneinanderreihung von Aminosäuren wird als Primärstruktur bezeichnet. Proteine kommen jedoch in unserem Organismus so gut wie nie in ihrer Primärstruktur vor, sondern falten oder verschlingen sich noch ineinander. Je nachdem wie stark diese Verschlingung und Verdrehung dieser Ketten ausfällt, unterscheidet man noch die Sekundär-, Tertiär- und Quartärstruktur. Doch ganz egal welche Struktur ein Protein letztlich besitzt, entscheidend ist hauptsächlich die Aminosäurenfolge der Primärstruktur.

Nehmen wir nun ein Protein über die Nahrung auf, so muss dies zunächst verdaut werden, bevor es in die Peripherie unseres Körpers gelangt. Im Zuge der Verdauung passiert nun nichts anderes, als dass die Proteinstruktur gelöst wird und anschließend die einzelnen „Perlen" der Kette, also die Aminosäuren, wieder von einander getrennt werden. Unser Körper ist also weniger an den Proteinen selbst, sondern vielmehr an den jeweiligen Aminosäuren interessiert. Der Organismus möchte sozusagen den Baustoff seines Baustoffs. Vollständige Proteine können im Normalfall die Darmschleimhaut auch gar nicht durchdringen. Lediglich einzelne freie Aminosäuren, sowie Di- und Tripeptide können durch die Darmwand ins Blut gelangen. Von dort aus werden Sie über die so genannte Pfortader zur Leber transportiert, wo sich letztlich entscheidet, was mit ihnen passiert. Nun werden aus den einzelnen Aminosäuren sowie den kleinen Peptiden wieder Proteine aufgebaut. Diesmal jedoch nach Bauplan des Körpers. Nehmen wir also Proteine mit der Nahrung auf, so werden diese erst abgebaut und anschließend nach der Resorption der Aminosäuren im Darm wieder zu körpereigenen Proteinen aufgebaut.

1.1.2 Bedarf

Beim Thema Proteinbedarf muss zunächst eines geklärt werden: Für unseren Körper gibt es essenzielle und nicht-essenzielle Aminosäuren. Das bedeutet, es gibt unter den angesprochenen 20 proteinogenen Aminosäuren bestimmte Aminosäuren, die wir über die Ernährung aufnehmen müssen, da der menschliche Körper nicht in der Lage ist, diese selbständig herzustellen, und wiederum andere Aminosäuren, welche vom Körper selber aus anderen essenziellen Aminosäuren synthetisiert werden können und daher nicht zwangsweise durch über Ernährung zugeführt werden müssen. Daneben gibt es noch semi-essenzielle Aminosäuren, die eigentlich nicht-essenziell sind, in bestimmten Situationen, wie z.B. Krankheit, starke körperliche Belastungen o.ä. plötzlich zu essenziellen Aminosäuren werden, da die Eigenproduktion in einem solchen Fall nicht ausreichend gewährleistet werden kann.

Letztlich handelt es sich also streng genommen nicht um einen Eiweiß- oder Proteinbedarf, sondern vielmehr um einen Aminosäurenbedarf bzw. einem Bedarf essenzieller Aminosäuren.

Dieser Bedarf ist nun eine der am meisten diskutiertesten Größen in der Ernährungswissenschaft und wird meist in Gramm pro Kilogramm Körpergewicht (g/kg KG) angegeben. Der Proteinbedarf bezieht sich dabei auf die Menge an Protein, welche der Körper zum vollständigen Erhalt seiner Strukturen und Funktionen benötigt. Die Deutsche Gesellschaft für Ernährung (DGE) empfiehlt dafür, unabhängig von Geschlecht oder Aktivitätsgrad, 0,8g pro Kilogramm Körpergewicht für einen erwachsenen Menschen. Diese Werte stehen heute jedoch heftig in der Kritik. So wird argumentiert, dass Sportler im Sinne eines Aufbautrainings einen erhöhten Proteinbedarf aufweisen. Auch ein erhöhter Erhaltungsbedarf von Proteinstrukturen bei Sportlern und ein durch intensives Training erhöhter Verschleiß an Aminosäuren und Funktionsproteinen wird bei der Diskussion des Proteinbedarfs unter anderem angeführt (GEISS/HAMM, 2004).

Mehrere Wissenschaftler haben sich letztlich dieser Fragestellung angenommen, sind sich jedoch teilweise bis heute noch nicht einig über den exakten Bedarf von Sportlern. Lediglich eines scheint wohl sicher zu sein: Die von offizieller Seite propagierten 0,8g Protein pro Kilogramm Körpergewicht scheinen zumindest für Sportler ihre Bedeutung zu verlieren. So konnten Torun et al. bereits 1977 feststellen, dass zur Erreichung einer positiven Stickstoffbilanz bei Sportlern bereits 1g/kg KG Protein nötig ist. Bei dieser Studie wurde die Proteinzufuhr mittels Eiklar und Milch gedeckt, was einer hohen biologischen Wertigkeit entspricht. Überträgt man diese Ergebnisse auf eine alltagsrelevante Mischkost, würde dies bereits etwa 1,2g/kg KG Protein täglich entsprechen. Zum selben Ergebnis kamen Gaine et al. in einer Untersuchung 2006. Bei dieser

Proteinmenge kommt es somit zu keinem Verlust an Proteinstrukturen. Im Zuge eines Muskelaufbautrainings steht jedoch nicht das Halten der jeweiligen Muskulatur im Vordergrund, sondern vor allem der Neuaufbau und Zugewinn von Muskelmasse. Hier konnte jedoch bereits nachgewiesen werden, dass die Zufuhr von 1,6g/kg KG Protein zu einer stärkeren Aktivierung der Proteinsynthese führt, als die Zufuhr der von offizieller Seite empfohlenen 0,8g/kg KG. Allein ein Anstieg der Proteinsynthese führt jedoch nicht automatisch zu einem Neuaufbau von Muskelmasse, wenngleich eine starke Proteinsyntheserate mit einem verstärkten Proteinaufbau assoziiert werden kann.

Tarnopolsky et al. testeten jeweils eine Gruppe aus erfahrenen Kraftsportlern und eine Gruppe untrainierter Personen, welche wiederum in drei kleinere Einzelgruppen unterteilt wurden. Die Gruppen wurden jeweils in eine LowProtein-Gruppe mit einer durchschnittlichen Proteinzufuhr von 0,9g/kg KG, einer ModerateProtein-Gruppe mit einem durchschnittlichen Proteinverzehr von 1,4g/kg KG und einer HighProtein-Gruppe mit einem Konsum von 2,4g/kg KG Protein unterteilt. Das Ergebnis zeigte, dass die LowProtein-Gruppe der Kraftsportler sich tendenziell in einem Zustand der negativen Stickstoffbilanz befand. Ab einem Proteinkonsum von 1,41g/kg KG befanden sich die Probanden der Studie in einer ausgeglichenen Stickstoffbilanz. Daraus lässt sich schlussfolgern, dass eine Mindestmenge von 1,4g Protein pro kg KG für einen erfahrenen Kraftsportler mindestens von Nöten ist, um das jeweilige Stadium zu halten. Um deutliche Fortschritte zu erzielen, sollte die Proteinzufuhr daher eher etwas höher liegen, bei ca. 1,8g/kg KG (LEMON et al., 1997). Eine eindeutige Korrelation von mehr Nahrungsprotein zu mehr Muskelaufbau lässt sich jedoch über einen bestimmten Punkt hinaus nicht feststellen. So konnte die HighProtein-Gruppe im Vergleich zur ModerateProtein-Gruppe keine weiteren Fortschritte erzielen. Lediglich die Aminosäurenoxidation stieg signifikant an in der HighProtein-Gruppe. In Bezug auf Muskelaufbau scheint eine Proteinzufuhr von etwa 1,5-2,0g/kg KG angebracht zu sein.

1.1.3 Proteinzufuhr und diverse gesundheitliche Schädigungen

Doch wie wirkt sich eine deutlich höhere Proteinzufuhr auf die Gesundheit aus? Selbst wenn 2g Protein pro kg KG zur Stimulierung des Muskelaufbaus in Kombination mit einem intensiven Training ausreichend sind, so sieht die Realität, speziell im Bodybuilding-Bereich, meist anders aus. 3-5g Protein pro kg KG täglich sind hier sicherlich keine Seltenheit. Diese Strategie wird meist deshalb gewählt, um die anderen Nährstoffe bewusst zurückzudrängen.

Wie gefährlich oder gesundheitsschädigend dieses Vorgehen ist, untersuchten die Forscher Poortmans und Dellallieux im Jahre 2000. Während dieser Studie wurde eine Proteinzufuhr von 1,35g/kg KG mit einer Zufuhr von 1,95g/kg KG Protein und 2,8g/kg KG verglichen. Das Ergebnis zeigte keine Auffälligkeiten im Bereich der Nieren bei einer Gesamtproteinzufuhr von 2,8g/kg KG im Vergleich zu einer Proteinzufuhr von 1,35g/kg KG. Es scheint eher wahrscheinlich, dass eine erhöhte Proteinzufuhr eine Hypertrophie der Nieren begünstigt, welche jedoch mit einer höheren Leistung und Filtrationsrate einhergeht (BRÄNDLE et al., 1996). Nierenschädigungen aufgrund eines erhöhten Proteinkonsums sind bei gesunden Personen nicht zu erwarten. Personen mit eingeschränkter Nierenleistung, Erkrankungen im Nierenbereich oder gar Niereninsuffizienz sollten jedoch von einer erhöhten Proteinzufuhr absehen und ggf. einen Spezialisten aufsuchen, der diesbezüglich weiterhelfen kann.

Doch auch wenn Schädigungen, entgegen immer wieder auftauchender Meinungen, wissenschaftlich nicht nachgewiesen werden

11

können, sollte jedoch bedacht werden, dass es aufgrund hoher Nahrungsproteinzufuhr zu einer erhöhten Ausscheidung von Harnstoff aus dem Proteinstoffwechsel kommt, was eine ausreichende Flüssigkeitszufuhr zur Voraussetzung macht.

Eine weitere immer wieder auftauchende Aussage ist diejenige, dass ein hoher Proteinkonsum das Risiko an Gicht zu erkranken erhöht. Dabei muss jedoch beachtet werden, dass nicht das Protein direkt als problematisch angesehen werden sollte, sondern die in manchen Proteinquellen enthaltenen Purine. Purine sind Teil der Erbinformationen und kommen daher in DNA-haltigen Nahrungsmitteln wie Fleisch oder Fisch vor. Eier, Milchprodukte oder diverse qualitativ hochwertige proteinhaltige Nahrungsergänzungsmittel enthalten dagegen keine Purine. Diese werden im menschlichen Organismus über Harnsäure abgebaut und ausgeschieden. Der immer wieder hergestellte Zusammenhang zwischen erhöhter Gichtanfälligkeit und Proteinverzehr basiert häufig auch auf einer simplen Verwechslung. Während beim Abbau von Purinen Harnsäure entsteht, welche möglicherweise zu einem erhöhten Gichtrisiko führen kann, entsteht beim Abbau von Proteinen Harnstoff, welches wiederum nicht direkt mit Gicht korreliert und mit Harnsäure nichts zu tun hat. Doch selbst wenn es zu keinerlei Einschränkungen der harnsäurebildenden Purine im Zuge einer Ernährungsumstellung kommt, muss eine Erhöhung des Gichtrisikos nicht zwangsweise erwartet werden. In einer Studie um Dessein et al. war sogar das Gegenteil der Fall: Bei einer kohlenhydratreduzierten und fetteiweißbetonten Ernährung konnte eine Reduzierung der Gichtanfälle beobachtet werden.

Ebenfalls häufig in Verbindung stehend mit einer erhöhten Proteinzufuhr ist die Übersäuerung des Blutes und einem damit einhergehenden Verlust an Knochenmasse. Diskutiert wird hierbei, ob eine erhöhte Proteinzufuhr ein Absenken des pH-Wertes des Blutes begünstigt.

Wäre dies der Fall, so bestände tatsächlich ein erhöhtes Risiko des Knochenabbaus, denn dann müsste Kalzium aus dem Knochen ausgelagert werden, um den Blut-pH-Wert wieder zu normalisieren und stabilisieren. Bei einer genauen Betrachtung des biochemischen Aufbaus von Aminosäuren wird jedoch deutlich, dass Aminosäuren sowohl einen sauren als auch einen basischen Anteil besitzen. Im Zuge des Proteinstoffwechsels kommt es zu einer Neutralisation. Eine Übersäuerung durch eine zu hohe Proteinzufuhr ist daher nicht zu erwarten. Doch selbst wenn Proteinmahlzeiten eine kurzfristige Übersäuerung im postresorptiven Stoffwechsel begünstigen, so sollte dies im Zuge einer ausgeglichenen Ernährung kein Problem darstellen, durch Maßnahmen, wie einem erhöhten Gemüse- und Obst-Konsum, ohne weiteres einen Überschuss an basischen Bestandteilen zu liefern. Dadurch ist gleichzeitig eine angepasste Kalziumzufuhr gesichert. Wer zusätzlich regelmäßig Milchprodukte konsumiert, der ist erst recht auf der sicheren Seite. Eine eiweißreiche und zugleich kalziumreiche Ernährung gilt zudem eher als positiv wirkend auf die Knochengesundheit (BOWEN et al., 2004).

Letztlich scheint eine erhöhte Proteinzufuhr also keinerlei negativen Effekte auf einen gesunden Organismus zu haben und kann daher nach derzeitigem Wissensstand als unschädlich eingestuft werden.

1.1.4 Proteine und Gesundheit

Nachdem die Behauptungen, Proteine seien schädlich für unsere Gesundheit größtenteils widerlegt wurden, stellt sich nun die Frage nach gesundheitspositiven Aspekten einer erhöhten Proteinzufuhr. Insbesondere eine Verbesserung der Blutfettwerte kann unter proteinbetonter Ernährung festgestellt werden. Eine Ernährung reich an Eiweiß kann demnach zu einer Senkung des LDL-Cholesterinspiegels bei paralleler Steigerung des HDL-Cholesterinspiegels führen (WOLFE, 1999). Auch Hu et al. beschreiben eine Ersetzung von Kohlenhydraten durch Proteine als gesundheitsförderlich in Bezug auf die Prävention von Herz-Kreislauf-Erkrankungen. Inwiefern nun jedoch hier das Protein selbst Einfluss ausübt oder ob die positiven Effekte auf die Herzgesundheit auf die Reduzierung des Kohlenhydratanteils in der Ernährung zurückzuführen sind, kann hier nicht vollständig geklärt werden. Fakt ist jedoch, dass eine proteinreiche Ernährung unterm Strich mehr positive als negative Aspekte mit sich bringt.

1.1.5 Proteinbedarf und biologische Wertigkeit

Unter biologischer Wertigkeit versteht man die Ausnutzung des Nahrungsproteins zur Synthese von körpereigenen Proteinstrukturen. Je höher die biologische Wertigkeit, desto effizienter kann ein Nahrungsprotein in körpereigene Strukturen umgesetzt werden. Die biologische Wertigkeit steht daher in direkter Verbindung mit dem Gehalt essenzieller Aminosäuren eines Proteins. Je höher der Anteil und die Kombination essenzieller Aminosäuren, desto höher die biologische Wertigkeit. Je höher die Aufnahme von Proteinquellen mit hoher biologischer Wertigkeit, desto geringer kann auch der Gesamtproteinbedarf eingeschätzt werden können. Die Proteinzufuhr ist daher nicht nur eine Frage der Quantität, also der zugeführten Menge, sondern auch der Qualität der Proteinlieferanten. Diese kann wiederum durch die Kombination verschiedener Proteinquellen deutlich erhöht werden. So kann es sein, dass die biologische Wertigkeit eines Proteins dadurch gemindert wird, dass eine einzige essenzielle Aminosäure zum limitierenden Faktor wird. Fügt man nun zu dieser Proteinquelle einen weiteren

Proteinlieferanten hinzu, der diese Aminosäure im Überschuss aufweist, so kommt es dadurch zu einer Ergänzungswirkung und einer Aufwertung des Proteins. Die höchste biologische Wertigkeit konnte bisher bei der Kombination von Volleiprotein und Kartoffelprotein beobachtet werden und liegt bei 136. Die höchste Wertigkeit eines natürlichen Einzelproteins liegt beim Volleiprotein, welches den Referenzwert 100 zugewiesen bekommen hat. Die höchste Wertigkeit eines Einzelproteins weist das Molkenprotein mit 104 auf. Molkenprotein kommt jedoch in isolierter Form in der Natur nicht vor und wird deshalb nicht als natürliches Einzelprotein angesehen, sondern kann nur über Nahrungsergänzungen isoliert zugeführt werden. In der Natur kommt das Molkenprotein nur zusammen mit Casein in Milch und Milchprodukten vor.

Neben der biologischen Wertigkeit existieren noch andere Verfahren, die die Qualität einzelner Nahrungsproteine bewerten. Unter anderem der Chemical Score, die Protein Efficiency Ratio oder der EAA-Index. In der Praxis wird jedoch meist von der biologischen Wertigkeit geredet, sodass auf die anderen Verfahren hier nicht genauer eingegangen werden soll.

Nahrungsmittel	Biologische Wertigkeit
Laktalbumin	104
Vollei	100
Kartoffel	98
Rindfleisch	92
Thunfisch	92
Kuhmilch	88
Soja	85
Käse	84
Roggenmehl	80
Casein	77

Tabelle 1: Biologische Wertigkeit von Einzelproteinen (Quelle: Handbuch Proteine und Aminosäuren, Novagenics-Verlag, 2004)

Nahrungsmittelgemisch	Proteinanteil in %	Biologische Wertigkeit
Vollei + Kartoffel	36/64	136
Laktalbumin + Kartoffel	70/30	134
Milch + Weizenmehl	75/25	125
Vollei + Soja	60/40	124
Vollei + Weizenmehl	68/32	123
Vollei + Milch	76/24	119
Milch + Kartoffel	51/49	114
Vollei + Mais	88/12	114
Rindfleisch + Kartoffel	78/22	114
Vollei + Bohnen	35/65	109

Tabelle 2: Biologische Wertigkeit bei Nahrungsmittelgemischen (Quelle: Handbuch Proteine und Aminosäuren, Novagenics-Verlag, 2004)

16

1.1.6 Proteinzufuhr

Bei der Proteinzufuhr ist nicht nur der Proteinbedarf, also die Proteinmenge interessant und wichtig. Unser Körper verfügt nur über geringe Speichermöglichkeiten von Proteinen. Diese einzige Speichermöglichkeit ist der so genannte Aminosäuren-Pool. Dieser Vorratsspeicher an Aminosäuren ergibt sich aus der Summe an aufgenommenem Nahrungsprotein bzw. dessen Aminosäuren, Aminosäuren zu deren Synthese Körper selbst fähig ist, sowie Aminosäuren aus verschiedenen Abbauvorgängen im Organismus. Abbildung 1 zeigt die komplexen Aufgaben und Stoffwechselzusammenhänge des Aminosäuren-Pools.

Aufgrund der geringen Speichermöglichkeit von Aminosäuren im Organismus ist es daher sinnvoll, in regelmäßigen Abständen Protein über die Nahrung zuzuführen. So kann als Richtwert angegeben werden, dass alle 3-4 Stunden eine Mahlzeit konsumiert werden sollte und darüber hinaus sollte jede Mahlzeit eine Proteinquelle enthalten. Dabei kommt es weniger auf die absolute Eiweißmenge pro Mahlzeit an, sondern tatsächlich auf die Regelmäßigkeit der Zufuhr. So wird derzeit diskutiert, inwiefern eine Erhöhung des Spiegels an Aminosäuren im Blut, positiven Einfluss auf die Muskel-Proteinsynthese ausübt. Doch selbst wenn sich eine solche Erhöhung der Proteinsynthese nicht positiv auf eine Muskelhypertrophie auswirken sollte, so gibt es doch noch weitere Argumente, die für eine regelmäßige Proteinzufuhr sprechen. Diese werden im nächsten Abschnitt genauer behandelt.

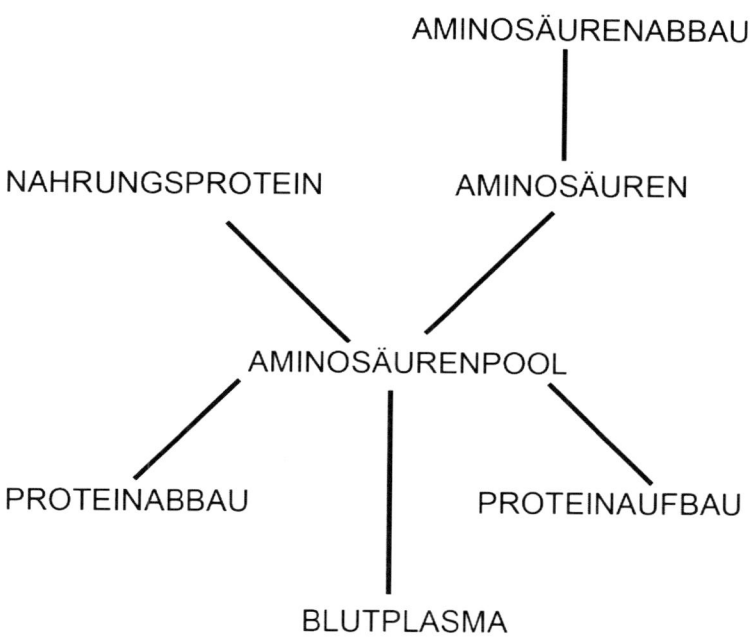

Abbildung 1: Funktion und Stoffwechsel des körpereigenen Aminosäurenpools.

1.1.7 Protein und Diät

Speziell während kalorienreduzierter Trainingsphasen, wie z.B. der im Bodybuilding üblichen so genannten Definitionsphase, sollte abermals das Augenmerk auf einer bedarfsangepassten Proteinzufuhr liegen. Hier geht es nun nicht mehr in erster Linie um den Aufbau von neuem Muskelgewebe, sondern vielmehr um den Erhalt der bisher existierenden Muskelmasse. Bei einer Energiereduktion über die Ernährung werden nicht nur ungeliebte Fettpolster abgebaut, sondern auch ein nicht zu vernachlässigender Teil an Muskelsubstanz. Grund hierfür dürfte in der enormen Stoffwechselaktivität dieses Gewebes liegen. Muskulatur verbraucht auch im Ruhezustand verhältnismäßig viel Energie, im Vergleich zu anderen Geweben des menschlichen Körpers. Im Sinne einer Verbesserung der allgemeinen Körperzusammensetzung ist diese Tatsache natürlich als eher wünschenswert einzustufen. Im Sinne der Natur ist es jedoch überhaupt nicht. Ein hoher Energieverbrauch während Zeiten geringer Energiezufuhr führt unweigerlich schneller zum Tode. Daher wird vom Körper frühzeitig das „Überlebensprogramm" eingeschaltet, welches übermäßige Energieverschwendung zu vermeiden versucht. Muskulatur stellt hier die verschwenderischste Quelle dar und muss daher als erstes eliminiert werden. Ein weiteres Argument für mehrere kleine Mahlzeiten. Auf diese Weise wird dem Körper signalisiert, dass genügend Nahrung zur Verfügung steht. Empirische Erfahrungen weisen darauf hin, dass ein Muskelerhalt und ein verstärkter Fettabbau auf diese Weise einfacher zu realisieren ist. An diesem Beispiel sollte jedoch auch klar werden, warum ein gleichzeitiger Muskelaufbau und Fettabbau in der Praxis kaum und wenn dann nur bei Trainingsanfängern möglich ist. Der Aufbau stoffwechselaktiver Muskulatur mit hohem Energieverbrauch bei gleichzeitig eingeschränkter Energiezufuhr würde in Bezug auf die Überlebensfähigkeit des Organismus einen eher kontraproduktiven Einfluss ausüben.

Nahrungsprotein ist jedoch behilflich bei der Konservierung von hart erarbeiteter Muskulatur während kalorienreduzierter Ernährung mit negativer Energiebilanz. So konnten Farnsworth et al. in einer Untersuchung aus dem Jahre 2003 feststellen, dass Probanden mit erhöhtem Nahrungsproteinanteil im Vergleich zu Testpersonen mit niedrigerem Nahrungsproteinanteil und jeweils eingeschränkter Energiezufuhr zwar den selben Gewichtsverlust innerhalb eines definierten Zeitraumes erfuhren, die Proteingruppe jedoch deutlich mehr Muskulatur halten konnte und somit auch mehr Fett reduzieren konnte, als die Gruppe mit niedrigerer Proteinzufuhr. Zu gleichem Ergebnis kamen Noakes et al. 2005.

Mit ein Grund hierfür könnte unter anderem die Steigerung des Grundumsatzes aufgrund einer erhöhten Wärmeabgabe des Körpers durch proteinreiche Ernährung sein. So liese sich reint theoretisch allein aufgrund der Umstellung auf eine proteinreiche Ernährung ein Gewichtsverlust von mehreren Kilogramm pro Jahr realisieren (JOHNSTON, 2001). Hinzu kommt eine weitere stoffwechselaktivierende Komponente. Shiue et al. konnten eine Erhöhung der Schilddrüsenhormonproduktion unter proteinreicher Ernährung beobachten. Diese Hormone sind maßgeblich daran beteiligt, den Stoffwechsel „aktiv" zu halten, was im Kapitel über die einzelnen Stoffwechselhormone des Körpers nochmals genauer aufgegriffen wird.

Proteinreiche Diäten werden im Allgemeinen von ihren Anwendern als angenehmer empfunden als proteinarme Diäten. Grund hierfür dürfte der stärker eintretende Sättigungseffekt solcher Kostformen sein. Smeets et al. beschreiben in ihrer Studie sättigendere Effekte von proteinreichen Mahlzeiten, sowohl kurzfristig als auch langfristig, im Vergleich zu proteinarmen Mahlzeiten.

Als Fazit kann hier nun gesagt werden, dass Ernährungsformen mit erhöhtem Proteinanteil und reduzierter Energiezufuhr mit hoher Wahrscheinlichkeit bessere Ergebnisse im Bereich der Veränderung der Körperzusammensetzung liefern werden, als isokalorische Diätformen mit niedrigem Proteinanteil.

1.1.8 Zusammenfassung

Proteine werden in unserem Körper hauptsächlich als Baustoff verwendet. Dabei sind die Proteine selbst aus weiteren kleinen Bausteinen, den Aminosäuren, aufgebaut. Einige dieser Aminosäuren sind essenziell, müssen also mit der Ernährung aufgenommen werden. Der Anteil und das Verhältnis sowie die absolute Menge der essenziellen Aminosäuren eines Nahrungsmittels bestimmt dessen biologische Wertigkeit. Diese Größe gibt an, wie effizient ein Nahrungsprotein für die Synthese von körpereigenen Proteinen genutzt werden kann. Die höchste biologische Wertigkeit lässt sich durch die Kombination verschiedener Proteinquellen erreichen. Je höher die biologische Wertigkeit der Nahrungsproteine, desto geringer ist der Gesamtbedarf an Proteinen in der täglichen Ernährung. Dieser ist, hingegen offizieller Empfehlungen, für Sportler deutlich erhöht. Für den Muskelaufbau sollten etwa 1,5-2g Protein pro Kilogramm Körpergewicht täglich konsumiert werden. Höhere Dosierungen werden vom Körper größtenteils zur Energiegewinnung herangezogen und oxidiert. Jedoch ist diese erhöhte Zufuhr nicht schädlich für den Körper. Weder Nierenschäden, noch erhöhtes Gicht- oder Osteoporoserisiko konnte bislang bei hoher Eiweißzufuhr nachgewiesen werden. Dies gilt jedoch nur für gesunde Personen! Dagegen können Menschen mit erhöhten Blutfettwerten von einer proteinreichen Kost profitieren und auf diese Weise eine Verbesserung dieser Werte erreichen. Auch Personen die primär an einer Gewichtsreduktion interessiert sind sollten den Proteinanteil in ihrer Ernährung bewusst hochhalten. Protein wirkt sättigend und stoffwechselaktivierend.

1.2 Kohlenhydrate

Nachdem die Proteine nun als Baustoff unseres Körpers dargestellt wurden, kommen wir nun zum nächsten Hauptnährstoff: Die Kohlenhydrate. Kohlenhydrate übernehmen in ihrer Hauptfunktion die Aufgabe als Energielieferanten. Für unseren Körper ist die Energiebereitstellung aus Kohlenhydraten besonders einfach. Das Besondere an den Kohlenhydraten ist, dass sie sowohl mit als auch ohne Sauerstoff verstoffwechselt werden können. Man spricht von aerober und anaerober Energiebereitstellung. Aerob bedeutet, dass für die Energiebereitstellung ausreichend Sauerstoff zur Verfügung stehen muss, bei anaerober Energiebereitstellung ist dies jedoch nicht notwendig. Aus diesem Grund eignen sich Kohlenhydrate insbesondere dann sehr gut, wenn es um kurze aber hochintensive Belastungen geht, wie z.B. ein 400-Meter-Sprint oder ein Kraftausdauertraining. Für diese Belastungen ist die Energiebereitstellung über Fette zu langsam – doch dazu später mehr.

1.2.1 Aufbau

Wenn von Kohlenhydraten die Rede ist, kommen den meisten Personen Nahrungsmittel wie Brot, Kartoffeln, Reis oder Nudeln in den Sinn. All diese Kohlenhydratquellen haben eines gemeinsam: Die enthaltenen Kohlenhydrate stammen aus Stärke. Diese Stärke ist aber im Grunde genommen nichts anderes, als eine lange Kette oder ein großer Komplex aus einzelnen Zuckern. Genau genommen aus Glukose oder umgangssprachlich als Traubenzucker bekannt. Es wird also auch hier schnell klar, dass die Kohlenhydrate die hauptsächlich in unserer Ernährung vorkommen, ähnlich wie die Proteine, aus kleinen

Untereinheiten aufgebaut sind. Diese Untereinheiten bestehen aus verschiedenen Zuckern. In unserer Ernährung kommen folgende drei Einfach-Zucker, oder auch Monosaccharide genannt, überwiegend vor: Die Glukose oder wie bereits angesprochen auch als Traubenzucker oder Dextrose bekannt, die Fruktose welche im Allgemeinen unter dem Namen Fruchtzucker bekannt sein dürfte und die Galaktose oder auch Schleimzucker genannt. Aus diesen drei einzelnen Bestandteilen werden dann sämtliche weiteren Kohlenhydratverbindungen aufgebaut. Sie bilden sozusagen das Grundgerüst bzw. die Ausgangsstoffe der Kohlenhydratketten.

In unserer alltäglichen Ernährung kommen diese Zucker aber meist in Verbindungen vor. So besteht unser Haushaltszucker z.B. aus der Verknüpfung eines Glukose-Teilchens und eines Fruktose-Teilchens. Nun spricht man von einem Zweifach-Zucker oder Disacchariden. Schließlich sind zwei einzelne Einfach-Zucker nun miteinander verknüpft. Genauso verhält es sich bei der Verknüpfung von zwei Glukose-Teilchen, welches dann als Maltose bezeichnet wird oder der Verknüpfung von Glukose und Galaktose, die dann zusammen die Laktose, den Milchzucker ergeben. Eines haben jedoch auch hier wieder alle Zweifach-Zucker gemeinsam: Sie enthalten alle Glukose. Glukose kann somit auch als „Hauptzucker" bezeichnet werden. Auch unser Organismus kann am besten mit Glukose umgehen. Alle weiteren Einfach-Zucker die wir über die Ernährung aufnehmen, werden früher oder später von unserem Organismus zu Glukose umgebaut. So ist es auch nicht verwunderlich, dass sämtliche weitere Kohlenhydratketten ausnahmslos aus Glukose aufgebaut sind.

Glukoseketten mit einer Länge von bis zu 30 Einfachzuckern werden als Oligosaccharide bzw. Mehrfach-Zucker bezeichnet. Ein Beispiel hierfür ist Maltodextrin, welches im Laufe dieses Buches in der Sporternährung noch sehr interessant wird. Übersteigt die Kette eine

Länge von 30 Glukose-Teilchen, so bezeichnet man diese als Vielfach-Zucker oder Polysaccharide. Amylose und Amylopektin sind hier die Hauptvorkommen in unserer Ernährung. Diese beiden Glukoseverbindungen bilden die bereits angesprochene Stärke. Speziell das Amylopektin wird auch später wieder im Praxisteil relevant und interessant. In Abbildung 2 sind die einzelnen Kohlenhydratverbindungen noch einmal schematisch dargestellt.

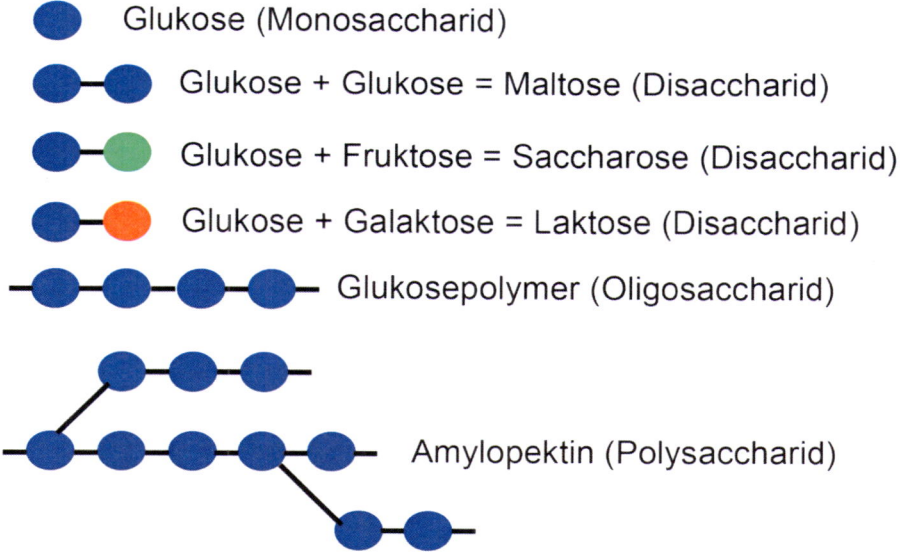

Abbildung 2: Verschiedene Kohlenhydratverbindungen in der Ernährung.

Ähnlich wie schon bei den Proteinen bzw. bei den Aminosäuren, kann unser Körper nur mit den Einzelbausteinen, also den Monosacchariden oder Einfach-Zuckern, etwas anfangen. Im Zuge der Verdauung müssen also zunächst alle Kohlenhydratketten, egal wie kurz oder lang diese sind, in ihre Einzelbestandteile über bestimmte Verdauungsenzyme abgebaut werden. Nur diese einzelnen Zucker-Teilchen können vom Darm resorbiert und anschließend ans Blut abgegeben werden.

Es existieren jedoch Verbindungen, die der Körper oder genauer gesagt, dessen Enzyme, nicht spalten können. Dementsprechend können diese Kohlenhydrate also auch nicht aufgenommen werden. Die Rede ist hierbei von den so genannten Ballaststoffen. Ballaststoffe sind also nichts anderes, als unverdauliche Kohlenhydrate.

Ähnlich verhält es sich mit der Laktose. Während Säuglinge und Kleinkinder noch über Enzyme verfügen, die die Glukose von der Galaktose trennen, sind diese Enzyme häufig bei erwachsenen Menschen nicht mehr in ausreichender Zahl vorhanden. Die Laktose kann somit nicht abgebaut werden, was zu unterschiedlichen gesundheitlichen Störungen führt und als Laktoseintoleranz bekannt ist.

1.2.2 Stoffwechsel und hormonelle Regulation

Wie schon beschrieben, werden komplexe Kohlenhydrate im Zuge der Verdauung zu Monosacchariden abgebaut und gelangen dann über die Darmwand ins Blut. Über die Pfortader gelangen die Einfach-Zucker dann zunächst zur Leber, wo sie zur Energiebereitstellung genutzt werden. Überschüssige Kohlenhydrate, die nicht sofort im Energiestoffwechsel benötigt werden, werden in die Speicherform der Kohlenhydrate, in das Glykogen, umgewandelt bzw. dazu aufgebaut. Glykogen wird in Leber und Muskulatur gespeichert. Es handelt sich hierbei um ein stark verzweigtes Glukose Gerüst.

Gelangt jetzt nun aber nicht nur Glukose zur Leber, aus der dann das Glykogen aufgebaut wird, sondern auch Galaktose oder Fruktose, so muss die Leber daraus zunächst Glukose herstellen. Die Leber selbst besitzt darüber hinaus nur eine Glykogenspeicherkapazität von 100-120g. Die restliche Glukose muss nun zur Muskulatur, dem Gehirn und weiteren glukosenutzenden Organen gelangen. Dies geschieht über das Blut. Dadurch kommt es zu einem Anstieg des Blutzuckerspiegels. Es befindet sich plötzlich mehr Glukose im Blut als eigentlich erwünscht. Unser Körper reagiert daraufhin mit der Ausschüttung des Speicherhormons Insulin. Dieses in der Bauchspeicheldrüse gebildete und zu späterem Zeitpunkt noch genauer besprochene Hormon, führt nun zu einem Absenken des Blutzuckerspiegels, indem es zunächst die Muskelzellen zur Aufnahme der Glukose, oder aber, wenn diese bereits ausreichend mit Glukose versorgt sind, auch die Fettzellen zur Speicherung anregt. Der genaue Mechanismus wird in Abbildung 3 nochmals dargestellt.

Die Speicherkapazität der Muskulatur ist deutlich größer als die der Leber. Je nach individueller Muskelmasse und Trainingszustand zwischen 200-500g.

Je stärker und je schneller der Blutzuckerspiegel ansteigt, desto stärker und schneller auch die Blutzuckersenkung. Dies führt zu einem rapiden Abfall des Blutzuckers. Häufig wird daraufhin der Plasma-Glukose-Spiegel kurzfristig zu stark abgesenkt, was zu Unterzuckerungserscheinungen wie Konzentrationsschwäche, Zittern, Schwindelgefühl oder Heißhunger führen kann. Es ist daher also sinnvoll, starke Blutzuckerschwankungen zu vermeiden.

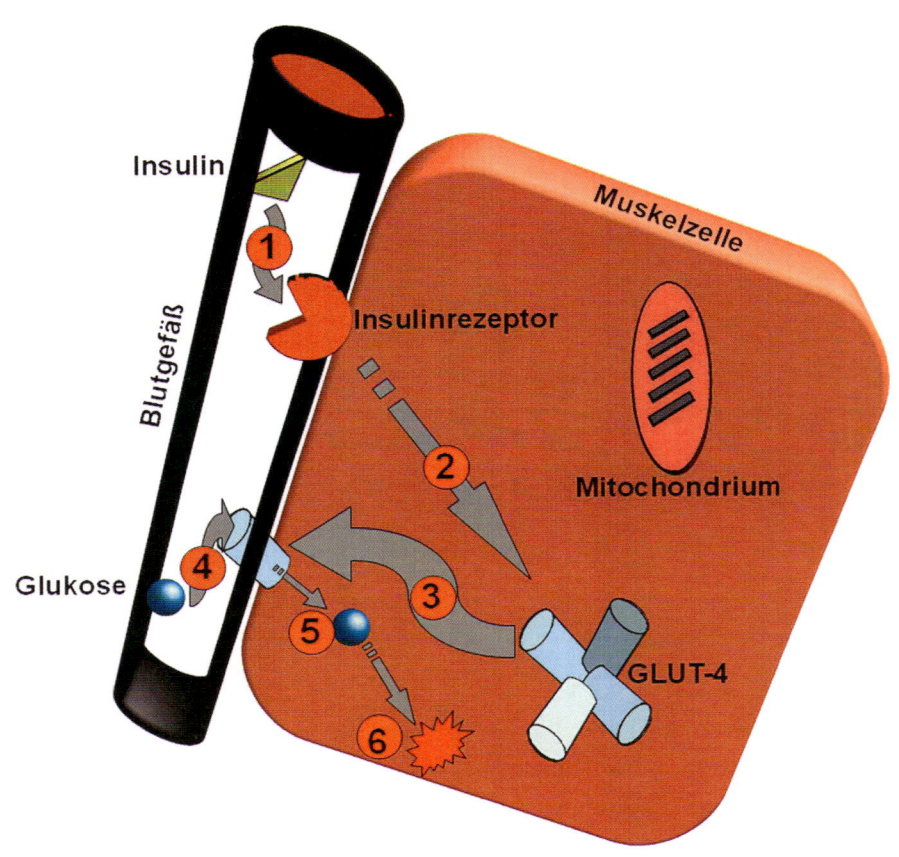

Abbildung 3: Mechanismus der Glukoseeinschleußung vom Blut in die Muskelzelle.
1: Nach Auftreten von Glukose im Blut wird Insulin aus der Bauchspeicheldrüse ins Blut
abgegeben und reagiert mit Insulinrezeptoren an z.B. Muskelzellen. 2: Der Insulinrezeptor
aktiviert die second messenger cascade. 3: Die sich in der Zelle befindlichen GLUT-4 werden
in die Zellmembran eingebaut. 4: Die Glukose kann über die GLUTs in die Zelle eintreten.
5: Die Glukose befindet sich in der Zelle. 6: Die Glukose kann über die Glykolyse abgebaut
und der Energiefreisetzung zugeführt oder zu Glykogen aufgebaut und gespeichert werden.

1.2.3 Der glykämische Index (GI)

Der glykämische Index (GI) ist ein Maß der Blutzuckerregulation. Der GI gibt an, wie schnell und stark der Blutzucker nach dem Verzehr verschiedener Lebensmittel ansteigt. Je höher der GI, desto stärker der Glukoseanstieg im Blut und desto heftiger auch die Insulinreaktion. Diese Tatsache sollte auf alle Fälle im Hinterkopf behalten werden, denn im späteren Praxisteil wird erläutert, wann, wie und warum man sich diesen Effekt zu Nutze machen kann.

Der GI wird in Zahlen angegeben. Glukose dient als Referenzwert und erhält den Wert 100. Ausgehend von der Glukose wird nun der Wert weiterer Lebensmittel errechnet. Als niedriger GI wird ein Wert von bis zu einschließlich 49 definiert, ein mittlerer GI hat die Werte 50-69 und ab 70 spricht man von einem hohen GI. Dabei wird immer mit einem Gesamtkohlenhydratgehalt von 50g gerechnet. Und auch genau hier liegt die Schwäche des GI. Während 50g Kohlenhydrate aus Haushaltszucker eine durchaus alltagsrelevante Portion sein könnte, sind 50g Kohlenhydrate aus Karotten schon schwer zu erreichen. 50g Zucker befindet sich in etwa 0,5 Liter einer herkömmlichen Limonade. 0,5 Liter Limonade sind schnell getrunken. Für 50g Kohlenhydrate aus Karotten müsste man über 1kg Karotten auf einmal verzehren. Das macht wiederum ca. 10-15 Karotten am Stück. Eine eher nicht praktikable Portionsgröße. Dennoch haben beide Nahrungsmittel nahezu den gleichen GI-Wert von rund 70. Man könnte also annehmen, Karotten seien für eine blutzuckerregulierende Ernährung nicht geeignet bzw. nicht besser als herkömmlicher Zucker. Diese Behauptung ist aber so nicht ganz richtig.

1.2.4 Die glykämische Ladung (GL)

Während der GI nur die Auswirkungen auf den Blutzuckerspiegel
verschiedener Kohlenhydratquellen bei definierter Kohlenhydrat-Menge
miteinbezieht, berücksichtig die glykämische Ladung (GL) auch noch den
Gesamtkohlenhydratgehalt der jeweils verzehrten Nahrungsmittel und
deren Portionsgröße. Die GL ist somit ein deutlich praxisorientierterer
Ansatz zur Bestimmung des Blutzuckerspiegels nach dem Verzehr einer
Kohlenhydratmahlzeit. Die GL wird folgendermaßen ermittelt:

GL = GI x Kohlenhydratgehalt in Gramm / 100

Beläuft sich dieser Wert auf unter 10, so spricht man von niedriger GL,
befindet sich dieser Wert zwischen 11-20, dann ist die Rede von mittlerer
GL. Geht dieser Wert jedoch über 20 hinaus, so ist die GL als hoch
einzustufen. Auch hier gilt: je höher die GL desto stärker die Blutzucker-
und Insulinreaktion des Körpers.

Abbildung 4 zeigt eine Beispielrechnung anhand der Daten einer
Karotte und von Weißbrot. Tabelle 3 liefert die benötigten GI-Informationen
verschiedener Lebensmittel.

Das Konzept der glykämischen Ladung wird auch später in der
praktischen Umsetzung erneut relevant und ist äußerst hilfreich bei der
Gestaltung der eigenen Ernährung.

Berechnung der glykämischen Last (GL):

Weißbrot:
GI: 70
Kohlenhydrate pro 100g in g: ca. 48

70 x 48 / 100 = 33,6

Karotte:
GI: 71
Kohlenhydrate pro 100g in g: ca. 4,8

71 x 4,8 / 100 = 3,4

Trotz des nahezu gleichen GI übt die Karotte bei gleicher zugeführter Menge deutlich geringere Effekte auf den Blutzuckerspiegel aus.

Abbildung 4: Berechnung der glykämischen Last.

Lebensmittel	GI
Glukose	100
Baguette	95
gebackene Kartoffel	85
Instant Kartoffelpüree	85
Cornflakes	84
Reiswaffeln	82
Kartoffel	75
Pommes frites	75
Hirse	71
Weißbrot	70
Würfelzucker	68
weißer Reis (geschält)	64
Basmati-Reis	60
Naturreis	55
Honig	55
Mais	54
Banane	52
Pumpernickel	50
Erbsen	48
Parboiled Reis	47

Haferflocken	42
Erdbeeren	40
Apfel	38
grüne Bohnen	38
Vollkornspaghetti	37
Joghurt	33
Magermilch	32
Linsen	29
Kidney-Bohnen	28
Grapefruit	25
Kirschen	22

Sämtliche stärkearme Gemüsesorten fallen in den Bereich GI < 20!

Tabelle 3: Glykämischer Index verschiedener Nahrungsmittel.
Werte entnommen aus: LOGI GUIDE. Systemed, 2007.

1.2.5 Bedarf

Anders als bei den Aminosäuren gibt es keine essenziellen Kohlenhydrate
oder Zucker. Es gibt zwar Organe im menschlichen Körper, wie etwa das
Gehirn oder die roten Blutkörperchen, die auf Glukose als
Energielieferanten angewiesen sind, jedoch kann sich der Körper bei
Bedarf jederzeit selbst Glukose herstellen. Dies geschieht z.B. über
Aminosäuren und Zwischenprodukte des Fettabbaus. Bei
längeranhaltendem Kohlenhydrat- bzw. Glukosemangel, ist das Gehirn
sogar in der Lage, einen Großteil seiner Energie über Ketonkörper zu
beziehen. Ketonkörper sind ebenfalls Produkte des Fettstoffwechsels und
werden später genauer beschrieben. Prinzipiell ist es also möglich,
komplett kohlenhydratrfrei zu leben und ein konkreter Bedarf kann daher
nicht ausgemacht werden. Seitens der offiziellen Ernährungsgesellschaften
wird jedoch ein Kohlenhydratanteil von 55-65% der täglichen Ernährung
empfohlen. Alleine anhand der Tatsache, dass es sowohl essenzielle

Fettsäuren als auch essenzielle Aminosäuren, jedoch keine essenziellen Kohlenhydrate gibt, ist jedoch zu hinterfragen ob es sinnvoll ist, Nährstoffe die dem Körper über die tägliche Ernährung zugeführt werden *müssen*, da dieser nicht in der Lage ist diese selbst zu produzieren, in den Hintergrund zu drängen um gleichzeitig den Hauptanteil der Ernährung zu Gunsten eines Makronährstoffes auszulegen, welcher *nicht essenziell* ist und jederzeit vom Körper in ausreichendem Maße selbst produziert werden kann?

1.2.6 Kohlenhydrate und Leistungsfähigkeit

Wie bereits zu Begin des Kohlenhydratkapitels angesprochen, dienen Kohlenhydrate hauptsächlich als Energielieferant für intensive Belastungen. Die Annahme liegt deshalb nahe, dass speziell Sportler eine stark kohlenhydratbetonte Ernährung einhalten sollten um maximale Leistungen zu vollbringen. Diese Tatsache ist sicherlich richtig und findet in der Sporternährung auch Beachtung. Dabei müssen jedoch einige Dinge beachtet werden. Zum Einen gilt es zu klären, ab wann eine Belastung als intensiv gilt und von Kohlenhydratenergie abhängig ist, zum Anderen muss ebenfalls berücksichtigt werden, dass die Kohlenhydratspeicher des Körpers stark begrenzt sind. Führt man sich nun vor Augen, dass die Zielsetzung der folgenden Ernährungsstrategien hauptsächlich optische Ziele und weniger Ziele der Leistungsfähigkeitverfolgen, so stellt sich die Frage, ob ein Kraftsportler, Fitnessathlet oder Bodybuilder tatsächlich eine ähnliche Sporternährungsstrategie wie ein von körperlicher Leistungsfähigkeit abhängiger Leichtathlet bestreiten sollte. Die Antwort ist so kurz wie simpel: Nein! Zwar müssen auch Höchstleistungen vollbracht werden, wenn es um den Aufbau eines muskulösen und fettfreien Körpers geht, allerdings Unterscheiden sich die Anforderungen an Training und Ernährung eines Bodybuilders erheblich von denen eines Radrennfahrers. So schöpft ein Kraftsportler seine Kohlenhydratreserven selbst bei vergleichsweise hohem Trainingsumfang und –volumen bei weitem nicht im selben Maße aus, wie der beschriebene Radsportler, der mehrere Stunden auf hohem Intensitätsniveau trainiert. Auch die Maximierung der Kohlenhydratspeicher besitzt beim Bodybuilder eine weitaus geringere Priorität als beim Ausdauerathleten. Daher ist ein korrektes Timing der Kohlenhydratzufuhr für fitness- und bodybuildinginteressierte Personen weitaus interessanter und wichtiger als die reine Steigerung der Leistungsfähigkeit über die Kohlenhydratzufuhr, auf die die klassische Sporternährung abzielt. Genauere Angaben und Strategien werden im praktischen Teil vorgestellt.

1.2.7 Kohlenhydrate und Einflüsse auf die Gesundheit

Jahrelang und auch bis heute noch galt und gilt die Devise „Man ist was man isst". Diese Anspielung auf eine propagierte gesundheitsschädliche und dickmachende fettreiche Ernährung führte letztlich dazu, dass die Menschheit begann, sich von nun an fettarm und dementsprechend kohlenhydratreich zu ernähren. Dies führte leider nicht zu einer Verbesserung der Problematik der Stoffwechselerkrankungen oder des Adipositas-Leidens. Scheinbar ist eher das Gegenteil der Fall. Davor sind leider auch (Hoch-)Leistungssportler nicht geschützt. Heute gibt es einige Hinweise darauf, dass nicht das Fett die Wurzel dieser Probleme darstellt, sondern möglicherweise die bisher als so gesund geltenden Kohlenhydrate.

Ein sehr gutes Beispiel hierfür liefert eine Studie von Mensink et al.. Hier wurde die Ernährung der Probanden dahingehend verändert, dass der Nahrungsfettkonsum eingeschränkt und durch Kohlenhydratenergie ersetzt wurde. Als Folge erhöhten sich die Triglycerid-Werte der Probanden. Erhöhte Triglycerid-Werte stehen in allgemeinem Verdacht sich negativ auf die Herz-Kreislauf-Gesundheit auszuwirken. Eine generelle fettarme Ernährung scheint also keinerlei positive Einflüsse auf die Blutfettwerte zu haben, wohingegen eine simple Veränderung der Fettqualität ohne Veränderung des Gesamtfettgehaltes der Ernährung zur Verbesserung des LDL:HDL-Verhältnisses beitragen kann (MÜLLER, 2003). Dieses Verhältnis scheint sich jedoch durch eine Ernährung mit hoher glykämischer Last negativ zu verändern, durch ein Absinken des „guten" HDL-Cholesterins (FORD, 2001). Auch Liu et al. konnten dies bestätigen und vermuten eine Erhöhung des Risikos an Herz-Kreislauf-Erkrankungen zu erleiden, durch eine Ernährung mit hoher GL. Die Kombination mit körperlicher Inaktivität scheint sich dies noch zu verstärken (LIU, 2001).

Doch nicht alleine die Blutfettwerte sind bei einer kohlenhydratreichen Ernährung betroffen. Offenbar scheinen auch die Entwicklung und das Wachstum verschiedener Krebsarten vom Kohlenhydratgehalt der Ernährung bzw. der Höhe des Blutglukosespiegels abhängig zu sein (GAPSTUR, 2000). Auch Jee et al. sowie Rapp et al. konnten zeigen, dass ein erhöhter Nüchternblutzuckerspiegel ein unabhängiger Risikofaktor für Krebserkrankungen darstellt.

Auch ein Zusammenhang zwischen kohlenhydratbetonter Ernährung mit hohem glykämischem Index und dem metabolischen Syndrom wird diskutiert (KOPP, 2003). Gerade diese Konstellation aus unterschiedlichen Stoffwechselerkrankungen nimmt in unserer heutigen Gesellschaft immer weiter zu und fordert bereits heute jährlich viele Todesopfer!

Dennoch muss natürlich im Sinne der Subjektivität gesagt werden, dass nicht nur der Verzehr von Kohlenhydraten die Alleinschuld trägt. Jedoch sollte die Behauptung, einer fettproteinbetonte Ernährung sei grundsätzlich abzulehnen ebenso neu überdacht werden.

1.2.8 Zusammenfassung

Ähnlich wie die Proteine sind auch die in der Nahrung hauptsächlich vorkommenden Kohlenhydrate aus Einzelbausteinen aufgebaut, die durch die Verdauung in ihre jeweiligen Einzelteile zerlegt werden müssen, bevor sie vom Darm resorbiert und über die Pfortader zur Leber transportiert werden können. Die Glukose spielt hierbei eine zentrale Rolle. Sie ist der Haupttreibstoff für intensive körperliche Belastungen. Gespeichert wird die Glukose in Form von Glykogen in Leber und Muskulatur. Das Hormon Insulin fördert die Einlagerung der Glukose in die Muskulatur und senkt auf diese Weise den durch eine Kohlenhydratmahlzeit erhöhten Blutzuckerspiegel. Kohlenhydrate können jedoch auch jederzeit vom Körper selbst hergestellt werden und sind daher nicht essenziell. Auch wenn Organe wie z.B. das Gehirn auf eine Kohlenhydratversorgung angewiesen sind. Aufgrund der der Tatsache dass dieser Nährstoff nicht zu den essenziellen Nährstoffen gehört, kann hier auch kein konkreter Bedarf ermittelt werden. Die von offizieller Seite veröffentlichten Empfehlungen sollten jedoch aufgrund unterschiedlicher Fakten und Beobachtungen möglicherweise neu überdacht werden. So scheinen Kohlenhydrate nicht so gesund zu sein wie immer behauptet wird, sondern maßgeblich an der Entstehung verschiedener Stoffwechselerkrankungen sowie unterschiedlichen Krebsarten beteiligt zu sein.

1.3 Fette

Fette sind in erster Linie Energielieferanten. Ähnlich wie die Kohlenhydrate kann sich der Körper seine benötigte Energie aus diesem Nährstoff beziehen. Im Gegensatz zu den Kohlenhydraten, können Fette jedoch nur in Anwesenheit von genügend Sauerstoff, also aerob, verstoffwechselt werden. Sie liefern jedoch im Vergleich zu den Kohlenhydraten über doppelt so viel Energie. Zudem transportieren Fette die fettlöslichen Vitamine A, D, E und K und übernehmen somit auch wichtige Aufgaben bei der Sicherstellung der Versorgung des Organismus mit diesen lebenswichtigen Vitaminen. Und trotz all dieser Vorteile wird das Nahrungsfett meist gemieden. Dabei hat die Nahrungsfettzufuhr nicht unmittelbar mit den Fettreserven an Bauch, Hüfte, Beine oder Po zu tun. Um dies jedoch genauer und richtig verstehen zu können, sind einige Grundkenntnisse über die Fette nötig.

1.3.1 Aufbau

Zunächst muss man verschiedene Arten an Fetten unterscheiden. Es existieren die so genannten fettähnlichen Substanzen, zu denen z.B. das Cholesterin gehört und die Neutralfette. Diese Neutralfette kommen sowohl in der Nahrung, als auch im menschlichen Körper vor. Sie sind in Form von Triglyceriden aus Glycerin und drei Fettsäuren aufgebaut, wie Abbildung 5 verdeutlicht. Dabei spielt es keine Rolle von welchen Nahrungsfetten die Rede ist. Egal ob tierisch oder pflanzlich. Alle diese Fettsäuren sind nach dem Muster der Triglyceride aufgebaut. Auch unser Körperfett ist diesem Aufbau untergeordnet.

36

Dennoch sind nicht alle Fette gleich. Ihr jeweiliges Unterscheidungsmerkmal liegt in den jeweiligen Fettsäuren. Zwar sind auch diese vom Prinzip her alle gleich aufgebaut, jedoch ist der Sättigungsgrad an Wasserstoff häufig verschieden. Daher spricht man von gesättigten und ungesättigten Fettsäuren. Ungesättigte Fettsäuren werden dann noch weiter in einfach-ungesättigt und mehrfach-ungesättigt untergliedert.

Die Fettsäuren selbst bestehen eigentlich nur aus Kohlenstoff und Wasserstoffatomen, die miteinander verknüpft sind und deren Abschluss eine Carboxyl-Gruppe bildet. Bei der Verknüpfung der Kohlenstoff- und Wasserstoffatome entsteht zunächst wieder eine lange Kette aus Kohlenstoffatomen. Jedes dieser Kohlenstoffatome besitzt vier Bindungsstellen. Zwei dieser Bindungsstellen sind für die Verbindungen mit einem anderen Kohlenstoffatom reserviert. Die zwei Bindungsstellen die jetzt noch frei sind, können mit Wasserstoffatomen besetzt werden. Sind alle Bindungsstellen besetzt, also ist ein Kohlenstoffatom mit zwei weiteren Kohlenstoffatomen verknüpft und zusätzlich heften sich noch zwei Wasserstoffatome an, und dies ist darüber hinaus an allen Kohlenstoffatomen der Fettsäurenkette der Fall, dann spricht man von einer gesättigten Fettsäure. Besitzt ein einzelnes Kohlenstoffatom in der Fettsäurenkette nur ein einziges Wasserstoffatom, was dazu führt, dass eine Bindungsstelle frei wird, so spricht man von einer einfach-ungesättigten Fettsäure. Ist dies bei zwei oder mehreren Kohlenstoffatomen der Fall, dann nennt sich diese Fettsäure mehrfach-ungesättigte Fettsäure. Abbildung 5 zeigt dies nochmals genauer auf, wobei aus Gründen der Übersicht auf das Aufführen der Wasserstoffatmome verzichtet wurde. Die ungesättigten Fettsäuren lassen sich jedoch trotzdem problemlos an den vorhandenen Doppelbindungen erkennen.

Nun werden die Fettsäuren noch nach ihrer Kettenlänge eingeteilt. Besitzt eine Fettsäure 14 Kohlenstoffatome und mehr, so spricht man von einer langkettigen Fettsäure. Bei lediglich 8-12 Kohlenstoffatomen ist von mittelkettigen Fettsäuren die Rede. In unserer Ernährung sind jedoch überwiegend langkettige Fettsäuren zu finden. Mittelkettige Fettsäuren, die auch MCTs genannt werden, sind in nennenswerter Menge nur in Kokosfett oder speziellen Nahrungsergänzungsmitteln zu finden. Das Besondere an den MCTs ist ihre im Gegensatz zu langkettigen Fettsäuren unterschiedliche Verstoffwechselung.

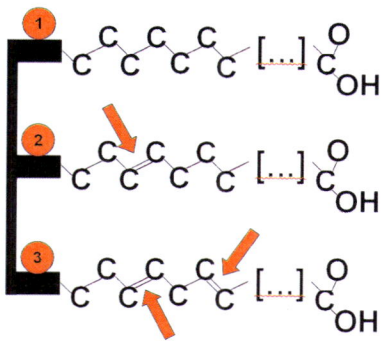

Abbildung 5: Aufbau von Triglyceriden und Sättigungsgrad der Fettsäuren. 1: gesättigte Fettsäure. Alle C-Atome mit Wasserstoff (H) gesättigt; 2: Einfach-ungesättigte Fettsäure. Nicht alle C-Atome mit H gesättigt. Es entsteht eine Doppelbindung; 3: Mehrfach-ungesättigte Fettsäure. Nicht alle C-Atome mit H gesättigt. Es entstehen zwei oder mehrere Doppellbindungen.

Im Zuge der Fettverdauung werden die Nahrungsfette in kleinere Bestandteile aufgespalten. Über Emulgatoren wird die Oberflächenspannung zwischen Fett und Wasser reduziert. Dadurch wird eine feinere Verteilung der Fettsäuren ermöglicht und die zuständigen Enzyme können die Fette in noch kleinere Stücke zerteilen. Durch die Vermischung der Gallensäure und der Spaltprodukte entstehen so genannte Mizellen, die durch Diffusion in die Darmschleimhaut gelangen und dort durch weitere Enzyme noch weiter aufgespalten werden können. Freie Fettsäuren mit einer Kettenlänge von bis zu zwölf Kohlenstoffatomen können nun ungehindert die Darmschleimhaut passieren und gelangen ins Blut. Dort verbinden sie sich mit dem Transportprotein Albumin und können somit im Blut zu ihrem Bestimmungsort transportiert werden. Langkettige Fettsäuren mit mehr als zwölf Kohlenstoffatomen können die Darmschleimhaut nicht durchdringen und werden wieder zu Triglyceriden aufgebaut, von einem Eiweißmantel umhüllt, über die Lymphbahnen transportiert, von dort dann schließlich ins Blut abgegeben und in Glycerin und freie Fettsäuren gespalten.

1.3.2 Gesättigte Fettsäuren

Besonders die langkettigen gesättigten Fettsäuren, die hauptsächlich in tierischen Produkten wie Fleisch, Butter oder Milchprodukte zu finden sind, haben einen eher schlechten Ruf. Sie stehen im Verdacht das Auftreten, unterschiedliche Krankheitsbilder zu beschleunigen. Darunter vor allem Herz-Kreislauf- und bestimmte Krebs-Erkrankungen. Diese Aussage ist jedoch nach heutigem Wissenstand so nicht mehr tragbar. Verschiedene Untersuchungen konnten keinen Zusammenhang zwischen der Aufnahme gesättigter Fettsäuren und dem Auftreten von Herz-Kreislauf-Erkrankungen feststellen (ASCHERIO et al., 1996; RAVNSKOV, 1998 & 2003). So konnte z.B. ausgehend von der Stearinsäure, die gesättigte Fettsäure die hauptsächlich in verschiedenen Fleischsorten wie Rind oder Geflügel vorkommt, kein negativer Einfluss auf das „schlechte" LDL-Cholesterin im Blutplasma beobachtet werden (GRUNDY et al., 1994). Zum selben Ergebnis kamen French et al. in Bezug auf die gesättigte Palmitinsäure, wenn gleichzeitig ausreichend Linolsäure konsumiert wird. Linolsäure ist eine mehrfach-ungesättigte Fettsäure und ist in der westlichen Ernährung im Normalfall in ausreichender Menge vorhanden. Auch Hays et al. konnten in ihrer Untersuchung aus dem Jahre 2003 keine negativen Effekte gesättigter Fettsäuren auf die Gesundheit bei gleichzeitiger Reduktion der Kohlenhydratzufuhr ausmachen. Selbst wenn einfach- und mehrfach-ungesättigte Fettsäuren gegen gesättigte Fettsäuren ausgetauscht werden, scheint sich das Risiko kardiovaskulärer Erkrankungen nicht zu erhöhen (POPPITT et al., 2004). Eine generelle Vermeidung von Nahrungsmitteln reich an gesättigten Fettsäuren kann also demnach nicht empfohlen werden.

Als kritischer zu betrachten ist die kombinierte Zufuhr gesättigter Fettsäuren mit größeren Mengen an Kohlenhydraten, vor allem jener mit hoher glykämischer Ladung. Studien die einen negativen Zusammenhang zwischen der Aufnahme großer Mengen gesättigter Fettsäuren und bestimmter Parameter zur Bewertung von Risikofaktoren auf die Herz-Kreislauf-Gesundheit aufweisen, sind meist auch reich an Nahrungskohlenhydraten. Werden nun Nahrungsfette durch Kohlenhydrate ersetzt ändert sich an diesem Risiko nichts, wohingegen das Risiko zu sinken scheint, werden Nahrungskohlenhydrate durch Fette ersetzt (TANASESCU et al., 2004).

Jedoch sollte an dieser Stelle noch erwähnt werden, dass es sich bei gesättigten Fettsäuren, ähnlich wie bei Kohlenhydraten, um nicht-essenzielle Nährstoffe handelt, welche daher im Zuge einer Ernährungsoptimierung als erstes reduziert werden sollten.

1.3.3 Einfach-ungesättigte Fettsäuren

Einfach-ungesättigte Fettsäuren unterscheiden sich zu den gesättigten Fettsäuren darin, dass nicht alle Kohlenstoffatome der Fettsäuren mit Wasserstoff gesättigt sind. Es entsteht eine Doppelbindung und man spricht nun von einer einfach-ungesättigten Fettsäure. Diese Fettsäuren findet man in der Ernährung hauptsächlich in Lebensmitteln wie Oliven- oder Rapsöl sowie Mandeln und Haselnüsse. Aber auch das Fett verschiedener Fleischsorten besteht, gegenüber der landläufigen Meinung, zu einem nicht unerheblichen Teil aus einfach-ungesättigten Fettsäuren, wie Tabelle 4 verdeutlicht. Einfach ungesättigte-Fettsäuren werden als gesundheitlich positiv eingestuft. Mehrere Studien konnten einen günstigen Einfluss auf bestimmte Blutfettparameter, wie z.B. den Cholesterinspiegel oder den Spiegel an Plasma-Triglyceriden, aufweisen (u.a. YU et al., 1995; KRIS-ETHERTON et al., 1999; GILL et al. 2003). Daraus kann geschlussfolgert werden, dass eine Ernährung reich an einfach-ungesättigten Fettsäuren bestimmte Risikofaktoren von Herz-Kreislauf-Erkrankungen minimieren kann. Auch im Bereich des Bluthochdruckes scheinen sich einfach-ungesättigte Fettsäuren positiv auszuwirken (SHAH et al. 2007). Die Wissenschaftler fanden heraus, dass Personen die sich kohlenhydratreich ernähren meist einen höheren Blutdruck aufweisen als Personen die eine Ernährung reich an einfach-ungesättigten Fettsäuren befolgen.

Für die Praxis bedeutet dies, dass einfach-ungesättigte Fettsäuren den Großteil der täglichen Fettzufuhr ausmachen sollten. Zwar sind, wie bereits oben beschrieben, gesättigte Fettsäuren nicht zwangsweise als negativ in Hinsicht auf die körperliche Gesundheit einzustufen, jedoch bringen sie dahingehend auch kaum Vorteile. Einfach-ungesättigte Fettsäuren dagegen sind sehr stabil und weisen deutliche Vorteile auf die

Gesundheit auf, weshalb ihnen der Vortritt gewährleistet werden sollte. Jedoch sind auch die einfach-ungesättigten Fettsäuren nicht essentiell.

Fettart	Gesättigt	einfach ungesättigt	mehrfach ungesättigt
Rind	49	42	5
Schwein	43	46	10
Geflügel	28	54	17
Olivenöl	14	75	11
Sonnenblumenöl	12	25	63
Rapsöl	6	63	31
Leinöl	10	18	72
Butter	69	24	3
Kokosfett	91	7	2

Tabelle 4: Anteil gesättigter und ungesättigter Fettsäuren unterschiedlicher Lebensmittel (Quelle: http://www.margarine-institut.de/unserinformationsmaterial/experten/cd-fette-ernaehrung-44.htm, Stand: 06. Juni 2009).

1.3.4 Mehrfach-ungesättigte Fettsäuren

Mehrfach ungesättigte Fettsäuren besitzen nun zwei oder mehr Doppelbindungen im Fettsäure-Molekül. Die mehrfach-ungesättigten Omega-3- und Omega-6-Fettsäuren sind essentiell und müssen für einen korrekt arbeitenden Organismus über die Ernährung zugeführt werden. Von enormer Bedeutung ist hier neben der generellen Bedarfsdeckung ausserdem das richtige Verhältnis dieser Fettsäuren zueinander.

Für eine reine Bedarfsdeckung der Omega-6-Fettsäure Linolsäure reichen bereits 5g täglich aus. Dieser Wert wird jedoch nur selten unterschlagen, da Linolsäure hauptsächlich in Lebensmitteln vorkommt, die in der westlichen Küche häufig genutzt werden. Darunter fallen z.B. Distel-, Sonnenblumen- oder Weizenkeimöl sowie Soja und Sojaöl. Auch Haferflocken und bestimmte Vollkorn- und Gemüsesorten besitzen einen hohen Anteil an Omega-6-Fettsäuren. Diese Fettsäuren sind von enormer Bedeutung für unsere Gesundheit. Sie sind u.a. an der Regelung der Blutplättchenverklumpung, des Blutdruckanstiegs und der Fettspeicherung beteiligt. Auf den ersten Blick erscheinen diese Eigenschaften eher als negativ. Doch bei genauerem Hinsehen wird schnell klar, dass z.B. eine Verklumpung von Blutplättchen durchaus auch positive Aspekte mit sich bringt. Ist dieser Mechanismus gestört, so wären sogar kleinste Verletzungen tödlich, da ein Verkrusten einer kleinen Wunde nicht möglich wäre und es somit zur Verblutung kommen würde. Als problematisch stellen sich diese Eigenschaften erst dann heraus, wenn ihre Aktivität überhand nimmt. Damit dies nicht geschieht, erfüllen die Omega-3-Fettsäuren sozusagen die Aufgabe des Gegenspielers. Omega-3-Fettsäuren wirken entzündungshemmend, blutverdünnend und unterstützend auf die Lipolyse. Sie sind sozusagen ein natürlicher Fatburner und Gesundheitsapostel. Speziell im Bereich der Herzgesundheit und des Blutdruckes erfüllen Omega-3-Fettsäuren besondere Aufgaben. So konnte gezeigt werden, dass der Konsum von Omega-3-Fettsäuren das Risiko an einer Erkrankung des Herz-Kreislauf-Systems zu erleiden deutlich reduzieren kann (YAM et al., 2001). Lemaitre et al. konnten eine Reduzierung der Herzinfarktrate bei älteren Personen durch die Zufuhr von Omega-3-Fettsäuren beobachten. Auch das Risiko an Autoimmunerkrankungen zu erleiden, welche häufig Ursache für die Entstehung von z.B. Diabetes mellitus Typ I sind, kann durch Omega-3-Fettsäuren verringert werden (ERGAS et al., 2002).

Die Liste gesundheitspositiver Eigenschaften könnte an dieser Stelle noch weit umfangreicher beschrieben werden, soll jedoch hier nicht das bestimmende Thema sein. Dennoch dürfte recht schnell und eindeutig klar werden, wie wichtig diese Art von Fettsäuren für den Organismus sind. Leider sind jedoch die besten Omega-3-Quellen nur in geringem Ausmaß auf dem Speisezettel der meisten Menschen. Die beste Quelle dieser Fettsäuren findet sich in fettem Seefisch, vor allem in Lachs, Hering und Makrele wider. Hierin befindet sich am meisten EPA und DHA, die Fettsäuren, die für die oben genannten Effekte am stärksten verantwortlich sind. Weitere Nahrungsmittel die viel Omega-3-Fettsäuren enthalten sind Leinsamen und Leinöl. Beides Nahrungsmittel die nur selten konsumiert werden. Selbst hier besteht das Problem, dass der Körper die darin enthaltene alpha-Linolensäure zunächst zu EPA/DHA „aktivieren" muss. Dieser Vorgang geschieht leider nur mit geringer Effizienz, sodass deutlich mehr der pflanzlichen Omega-3-Fraktion zugeführt werden muss als dies z.B. bei ausreichendem Fischkonsum der Fall wäre. Eine tägliche Mindestmenge von 1g EPA/DHA gilt als notwendig. Bei einer Umwandlungsrate von ca. 10% aus der pflanzlichen alpha-Linolensäure ist eine Zufuhrmenge von mindestens 1-2 EL Leinöl täglich zu empfehlen, bei gleichzeitiger Einschränkung der Zufuhr von Omega-6-haltigen Nahrungsmitteln.

Omega-6- und Omega-3-Fettsäuren konkurrieren in ihrer Verstoffwechselung um dasselbe Enzymsystem, weshalb die Zufuhr der Omega-6-Lebensmittel tendenziell verringert werden sollte, um einen zu starken Überschuss im Omega-3 zu Omega-6 Verhältnis zu verhindern. Ein empfohlenes Verhältnis von Omega-6- zu Omega-3-Fettsäuren wäre etwa 5:1. Tendenziell ist dieses Verhältnis jedoch deutlich größer in Richtung Omega-6-Fettsäuren. Lebensmittel wie Sonnenblumenöl, Distelöl oder Soja sollten daher in der täglichen Ernährung besser durch Rapsöl, Leinöl oder Walnussöl ausgetauscht werden.

1.3.5 Transfettsäuren

Transfettsäuren entstehen immer dann, wenn natürliche mehrfach-
ungesättigte Fettsäuren gehärtet werden. Es kommt zu einer Veränderung
der Molekülstruktur. Der Körper erkennt diese Veränderung jedoch nicht.
Daher werden Transfettsäuren wie mehrfach-ungesättigte Fettsäuren
verwertet, ohne jedoch deren Eigenschaften mitzubringen. Der Einbau von
Transfettsäuren z.B. in Zellmembranen anstelle der eigentlich dafür
vorgesehenen mehrfach-ungesättigten Fettsäuren, birgt Risiken durch
vielfältige Veränderungen und Störungen der Zellfunktionen. Des Weiteren
werden Transfettsäuren mit dem Auftreten von Herz-Kreislauf-
Erkrankungen, bestimmten Krebsarten und Allergien in Verbindung
gebracht und sollten daher gemieden werden. Einzige Ausnahme stellt die
so genannte konjugierte Linolsäure (CLA) dar. CLA kann möglicherweise
sogar die Entstehung und Ausartung von Krebszellen verhindern und als
starkes Antioxidanz wirken.

Transfettsäuren befinden sich hauptsächlich in verschiedenen
Margarinesorten, Backwaren, Fertiggerichten und Süßigkeiten. Beim Kauf
solcher Produkte sollte auf die Aufschrift „Enthält keine gehärteten Fette"
geachtet werden. Noch besser wäre der Verzicht auf solche
Nahrungsmittel.

Im Alltag entstehen Transfettsäuren vor allem dann, wenn
mehrfach-ungesättigte Fettsäuren stark erhitzt werden, wie dies z.B. beim
Frittieren der Fall ist. Auch das Braten mit den falschen Ölen führt zu einer
verstärkten Bildung von Transfettsäuren. Öle und Fette mit einem hohen
Anteil an mehrfach-ungesättigten Fettsäuren sind daher nicht zum Braten
oder frittieren geeignet. Hierzu zählen z.B. Leinöl, Walnussöl, Distelöl oder
Sonnenblumenöl. Der Einsatz von Olivenöl, Butter oder Kokosfett sollte
hier favorisiert werden.

1.3.6 Fettreiche Ernährung und Gesundheit

Wie in den letzten Abschnitten bereits beschrieben, ist eine fettbetonte Ernährung mit erhöhtem Proteinanteil und niedrigem Kohlenhydratgehalt nicht generell als negativ zu bewerten, sondern möglicherweise sogar deutlich gesundheitsfördernder als eine von offizieller Seite empfohlene kohlenhydratbetonte und fettarme Ernährung. So konnte in einer Meta-Analyse beobachtet werden, dass sich Blutfettwerte und glykämische Reaktion bei Diabetikern unter fettreicher und kohlenhydratreduzierter Ernähung im Vergleich zu kohlenhydratbetonter Ernährung deutlich verbesserten (GARG, 1998). Auch Pelkman et al. konnten eine deutliche Verbesserung der Blutfettparameter bei fettreicher Kost feststellen. Dabei scheint nach Hays et al. die Zusammensetzung der zugeführten Fettsäuren eine untergeordnete Rolle zu spielen, da auch bei der Zufuhr hoher Mengen gesättigter Fettsäuren Verbesserungen der Blutfettwerte beobachtet werden konnten. Auch eine Verbesserungen Insulinsensitivität und Hyperinsulinämien, also eine dauerhafte Erhöhung des Plasmainsulinspiegels, konnte durch proteinfettbetonte Ernährung im Gegensatz zur kohlenhydratreichen Ernährung beobachtet werden – sowohl bei Diabetikern, als auch bei gesunden Personen (HWALLA et al., 2004).

Anhand der heutigen wissenschaftlichen Datenlage kann eine proteinfettbetonte Ernährung nicht als grundlegend gesundheitsschädlich eingestuft werden. Ebenso wenig kann eine kohlenhydratbetonte Kost mit niedrigem Protein- und Fettanteil als uneingeschränkt gesund gelten!

1.3.7 Fettreiche Ernährung und Körpergewicht

Bislang galt die fettarme und kohlenhydratbetonte Ernährung als Maß aller Dinge wenn es um die Reduzierung des Körpergewichtes und des Körperfettanteils ging. Dabei schien diese Methode als Universalmethode zu gelten, egal ob Übergewichtiger Diabetiker, Fitness- oder Hochleistungssportler. Mittlerweile sind kohlenhydratreduzierte Ernährungsformen Gang und Gebe. Sowohl im gesundheitsorientierten Fitnessbereich, als auch im Bereich der Adipositastherapie oder im Leistungssport. Grund hierfür ist die Tatsache, dass verschiedene wissenschaftliche Untersuchungen zeigen konnten, dass eine fettreiche Ernährung mit vermindertem Kohlenhydratanteil den Körperfettgehalt besser zu reduzieren vermag, bei gleichzeitiger Konservierung von Muskelmasse (WALKER et al., 1996; VOLEK et al., 2002; BAILES et al., 2003). Eine Überlegenheit fettarmer Ernährung kann in Bezug auf eine Körperfettreduktion nicht festgestellt werden. Daten und Erfahrungen aus der Praxis belegen zudem, dass Personen unter kohlenhydratarmer und fett- und proteinreicher Ernährung vermeintlich einfacher abnehmen, was u.a. auch auf den reduzierten Hunger und Appetit bei kohlenhydratarmen Ernährungsweisen zurückgeführt werden kann.

1.3.8 Fettreiche Ernährung und Leistungsfähigkeit

Eine generelle Aussage, ob fettreiche Ernährung leistungssteigernd wirkt oder nicht, kann nicht getroffen werden. Mehrere Faktoren hängen voneinander ab. Unter anderem die jeweilige Belastungsintensität und der Belastungsumfang. Belastungen bis ca. 65-70% der VO2max werden von Natur aus überwiegend durch die Energiebereitstellung über Fettsäuren

47

gedeckt. Bei Belastungen oberhalb von 65% VO2max steigt der Anteil der verstoffwechselten Kohlenhydrate stark an (ROMIJN et al., 2000). Demnach würde es Sinn ergeben, Leistungen die über 65% der VO2max liegen mit Kohlenhydratenergie zu „füttern", während Leistungen unter 65% der VO2max keine Kohlenhydratzufuhr nötig machen würden.

Berichten und Erfahrungen von Sportlern nach, können jedoch auch Leistungssteigerungen im intensiven Belastungsbereich unter stark kohlenhydratreduzierter Ernährung beobachtet werden. Insbesondere Kraftsportler scheinen von einer sehr kohlenhydratarmen Ernährung nahe am oder im ketogenen Bereich (Kohlenhydratzufuhr < 40-50g) zu profitieren. Zu erklären ist dies lediglich über eine Ökonomisierung und Steigerung der Glukoneogenesetätigkeit der Leber, dem Neuaufbau von Glukose aus Aminosäuren und Glycerin, sowie einer verbesserten Verwertung entstehender Ketonkörper. Ketonkörper sind Produkte des Fettstoffwechsels und können als „Ersatzkohlenhydrate" angesehen werden. Zudem spricht man unter stark kohlenhydratreduzierter Ernährung von einem glukosesparenden Effekt. Der geringe Anteil der verfügbaren Glukose wird gespeichert für intensive Belastungen, während weniger intensive Belastungen mit Fettenergie abgedeckt werden. Im Kraftsportbereich wird im Allgemeinen die ketogene Ernährung nach DiPasquale angewendet. Hierbei folgen auf fünf Tage ketogene Ernährung zwei Tage mit kohlenhydratreicher Ernährung um u.a. die Glykogenspeicher wieder zu füllen. Eine genauere Betrachtung dieser Ernährungsweise folgt im Kapitel der praktischen Anwendung.

1.3.9 Zusammenfassung

Zusammenfassend lässt sich sagen dass es verschiedene Arten von Fettsäuren in der Ernährung gibt. Die bisher als „schlechte" Fette bezeichneten gesättigten Fettsäuren sind bei näherer Betrachtung zwar nicht so negativ wie häufig dargestellt, jedoch auch nicht essentiell und sollten daher bei einer Kalorien- oder Fettreduktion als erstes gestrichen werden, während die einfach-ungesättigten, ebenfalls nicht essentiellen, Fettsäuren aufgrund ihrer positiven Eigenschaften auf Herz-Kreislauf-System und Blutfettwerte verstärkt zugeführt werden sollten. Sie sollten den Großteil der über die Ernährung aufgenommenen Fette ausmachen. Die essentiellen mehrfach-ungesättigten Fettsäuren müssen über die Ernährung zugeführt werden und sollten optimalerweise in einem Verhältnis von kleiner 5:1 - Omega-6-:Omega-3-Fettsäuren konsumiert werden. Speziell die Omega-3-Fettsäuren üben wichtige Funktionen in der Gesunderhaltung des Organismus aus.

Eine generelle Reduktion der Nahrungskohlenhydrate und das Ersetzen der fehlenden Energie in Form von Proteinen und Fetten führt in den meisten Fällen zu einer Verbesserung oder Stabilisierung gesundheitlicher Parameter und zu einem schnelleren und angenehmeren Körperfettabbau.

Auch durch die Reduktion der Kohlenhydratenergie sind nicht zwangsweise Leistungseinbrüche zu erwarten. Vielmehr spielt hier die Dauer und vor allem Intensität einer körperlichen Belastung eine wichtige Rolle.

2 Die Macht der Hormone

Als Hormone bezeichnet man alle im Organismus synthetisierten chemischen Boten- oder Signalstoffe, die ihre Zielzellen nach der Bindung an spezifischen Rezeptoren, die sich entweder an der Oberfläche oder dem Inneren der Zelle befinden, nachhaltig beeinflussen. Hormone übermitteln also demzufolge Informationen. Diese Informationen sind für den Körper lebenswichtig. Nur so können verschiedene Störfaktoren oder Stoffwechseleinflüsse erkannt und reguliert werden. Dabei gibt es verschiedene Wirkungsweisen der Hormone. Dazu gehören die endokrine Hormonwirkung, die parakrine Hormonwirkung, die autokrine Hormonwirkung und die intrakrine oder cytokrine Hormonwirkung.

Von endokriner Wirkung wird dann gesprochen, wenn das jeweilige Hormon in einer spezialisierten endokrinen Drüse produziert und über den Blutweg zur Zielzelle transportiert wird.

Parakrine Wirkung bedeutet, dass kein unmittelbarer Zwischenweg nötig ist. Das Hormon wirkt also direkt an einer Zelle in unmittelbarer Umgebung.

Unter autokriner Wirkung versteht man die Wirkung des Hormons an der Zelle, in der es auch produziert wurde. Das synthetisierte Hormon wird hierbei von der Zelle abgegeben, wirkt dann jedoch an der gleichen Zelle an Rezeptoren der Zelloberfläche.

Bei intrakriner Wirkung wird das Hormon produziert und wirkt ohne Sezernierung aus der Zelle an intrazellulären Rezeptoren. Abbildung 6 verdeutlicht diese einzelnen Hormonwirkungen.

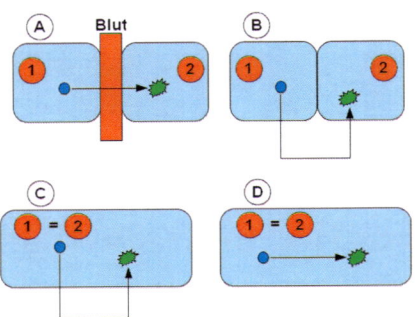

Abbildung 6: Hormonwirkungen.
1 = Hormonsynthese; 2 = Zielzelle und Hormonwirkung
A: endokrine Hormonwirkung; B: parakrine Hormonwirkung;
C: autokrine Hormonwirkung; D: intrakrine/cytokrine Hormonwirkung

Die einzelnen Hormonwirkungen sind letztlich der Schlüssel zum Erfolg bei einer sinnvollen Ernährungsplanung. Um dies jedoch auch optimal in die Praxis umsetzen zu können, ist es von enormer Bedeutung, die Funktionsweise einiger der wichtigsten Hormone im Energiestoffwechsel zu kennen. Nur so kann letztlich auch verstanden werden, warum eine bestimmte Ernährungsstrategie angewandt werden sollte bzw. wann welche Ernährungsformen für wen und mit welcher Zielsetzung interessant sein können und welche in bestimmten Situationen eher vernachlässigt werden können.

2.1 Glukagon

Glukagon ist ein Peptidhormon, d.h. es besteht aus Aminosäuren und wird hauptsächlich in der Bauchspeicheldrüse produziert und von dort aus sezerniert. Es handelt sich hierbei also um eine endokrine Hormonwirkung, da das Glukagon auf die Zellen der Leber und des Fettgewebes wirkt. Auf die Muskelzellen hat es keine direkte Einwirkung. Das ist durchaus wichtig zu wissen, um später bestimmte Stoffwechselvorgänge bei stark kohlenhydratreduzierter Ernährung zu verstehen. Ausgeschüttet wird Glukagon immer dann, wenn der Blutglukosespiegel sinkt, die Konzentration an Aminosäuren im Blut ansteigt und der Spiegel an freien Fettsäuren im Blut fällt. Zu einem Abfall der Glukagonkonzentration kommt es dementsprechend bei einem erhöhten Blutzuckerspiegel, einem erhöhten Gehalt an freien Fettsäuren und/oder Ketonkörpern im Blut, sowie bei erhöhtem Insulinspiegel. Die Glukagonsekretion wird bei gleichzeitiger Erhöhung von Blutglukose und Aminosäuren unterdrückt.

Die Funktion des Glukagons besteht nun darin, den Blutzuckerspiegel zu erhöhen um ein zu starkes Absinken dessen zu verhindern. Dies geschieht zunächst über die Förderung des Glykogenabbaus der Leber und einer gleichzeitigen Hemmung des Glykogenaufbaus. Zusätzlich wird ein Neuaufbau von Glukose aus Aminosäuren und Glycerin gefördert. Auch dieser Prozess geschieht in der Leber und wird als Glukoneogenese bezeichnet. Diese neusynthetisierten Glukosemoleküle werden nun im Sinne der Blutzuckerstabilisierung und der Versorgung glukoseabhängiger Gewebe, wie z.B. dem Gehirn, von der Leber ins Blut abgegeben.

Gleichzeitig fördert Glukagon die Glukoneogenese auf einem weiteren Weg. Die Leber wird angeregt, verstärkt Aminosäuren aus dem Blut aufzunehmen um diese der Glukoneogenese zuzuführen. Bereits hier wird klar, was mit einem Überangebot an Nahrungsproteinen geschieht. Eine förmliche Eiweißmast kann demnach nicht mit überproportional gesteigertem Muskelaufbau korreliert werden.

Zusätzlich aktiviert Glukagon die hormonsensitive Lipase. Ein Enzym dass die Fettfreisetzung aus dem Fettgewebe fördert. So kann der

Spiegel freier Fettsäuren im Blut erhöht werden, welche bei Bedarf dem Energiestoffwechsel zugeführt werden können.

Bei erhöhter ß-Oxidation, dem Vorgang der Fettverbrennung, in der Leber, steigert das Glukagon die Ketonkörperbildung. Die genaue Funktion von Ketonkörpern kann im Kapitel über die Stoffwechselanpassung bei kohlenhydratreduzierter Ernährung nachgelesen werden.

Zusammenfassend lässt sich über Glukagon also sagen, dass dieses Hormon mobilisierende Eigenschaften besitzt und Energielieferanten „freisetzt". Wann immer der Körper Energie benötigt oder sich in einem Zustand eines momentanen Energiedefizites befindet, wird Glukagon zur Behebung dieses Problems ausgeschüttet.

Abbildung 7 beschreibt zusammenfassend die Eigenschaften des Glukagons und seine verschiedenen Wirkungsmechanismen im Körper.

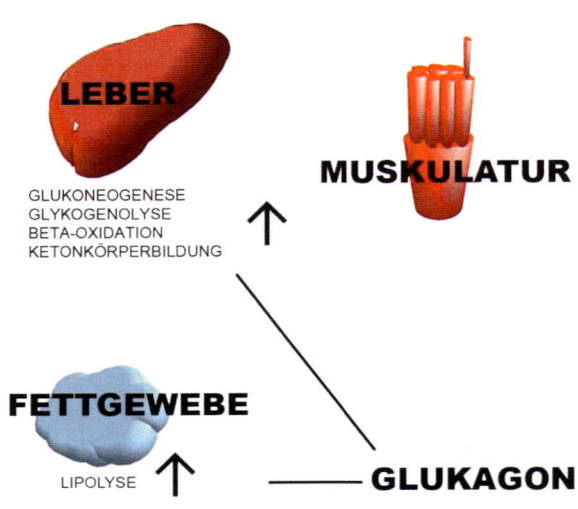

Abbildung 7: Glukagonwirkung im Organismus.

2.2 Insulin

Insulin ist der Gegenspieler des Glukagon. Während Glukagon als mobilisierendes Hormon gilt, besitzt Insulin die Funktion des Speicherhormons. Auch Insulin ist ein Peptidhormon und wird in den Zellen der Bauchspeicheldrüse gebildet und wirkt ebenfalls endokrin.

Insulin wird immer bei erhöhtem Blutglukosespiegel freigesetzt und hat zur Funktion, diesen auf Normalniveau zu senken. Das geschieht über die Aktivierung der GLUT-4 in den jeweiligen Zellen, wie Abbildung 3 im vorangegangenen Kapitel über die Nährstoffe bereits genauer beschreibt. Insulin begünstigt zudem die Glykogensynthese in Muskel- und Leberzellen, unterdrückt den Glukoseneuaufbau (Glukoneogenese) in der Leber, sowie die Lipolyse, also die Fettfreisetzung in Leber und Fettgewebe. Auch die ß-Oxidation sowie die Ketonkörperbildung werden unterdrückt. Neben der Aufnahme von Glukose, fördert Insulin zusätzlich die Fettsäure- und Triglyceridsynthese sowohl in Leber- als auch Fettzellen, wie auch die Aufnahme von Aminosäuren in die Muskelzellen.

Auch eine Hemmung des Glykogenabbaus, sowie der Glukosefreisetzung ist auf die Wirkung des Insulins zurückzuführen. Durch die Ausschüttung von Insulin werden demnach die Blutspiegel von Glukose, Aminosäuren, Fettsäuren und Ketonkörpern gesenkt.

Insulin hat eine 100%ig anabole Wirkung, sorgt also für den Aufbau von Energiespeichern und Körpergeweben und kann daher auch uneingeschränkt als Speicher- oder Masthormon bezeichnet werden. Die vielfältigen Funktionen und Einflüsse des Insulins auf den Energiestoffwechsel werden in Abbildung 8 nochmals genauer dargestellt.

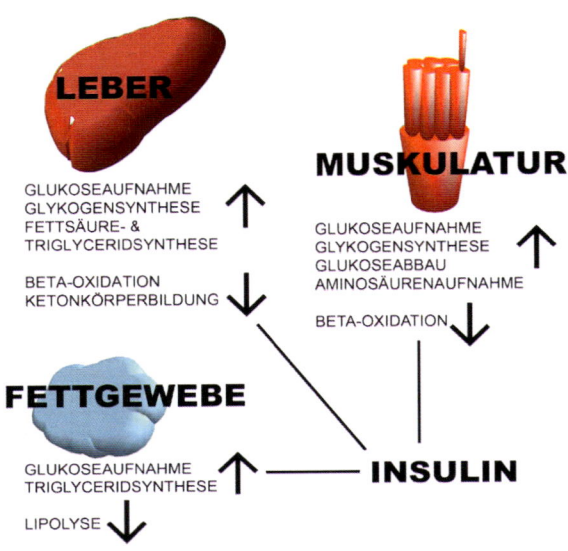

LEBER

GLUKOSEAUFNAHME
GLYKOGENSYNTHESE
FETTSÄURE- &
TRIGLYCERIDSYNTHESE

BETA-OXIDATION
KETONKÖRPERBILDUNG

MUSKULATUR

GLUKOSEAUFNAHME
GLYKOGENSYNTHESE
GLUKOSEABBAU
AMINOSÄURENAUFNAHME

BETA-OXIDATION

FETTGEWEBE

GLUKOSEAUFNAHME
TRIGLYCERIDSYNTHESE

LIPOLYSE

INSULIN

Abbildung 8: Insulinwirkung im Organismus.

Neben seiner anabolen, also aufbauenden, Wirkung, besitzt Insulin
zusätzlich eine antikatabole Wirkung, was bereits bei der Beschreibung der
Hemmung der Freisetzung verschiedener energieliefernder Substrate
deutlich wurde. Diese antikatabole Wirkung kann auch auf das
Muskelgewebe übertragen werden und wird über die Hemmung der
Cortisolfreisetzung, einem weiteren Gegenspieler des Insulins, erreicht. Im
Gegensatz zu Glukagon wirkt Cortsiol, wie später genauer erläutert wird,
katabol, also abbauend, auf Proteinstrukturen des Muskelgewebes. Das
würde bedeuten, dass ein erhöhter Insulinspiegel zur Erhaltung der
Muskulatur notwendig ist, um die Ausschüttung von Cortisol zu
unterdrücken. Gleichzeitig ist nun aber das Problem gegeben, dass Insulin
die Fettverbrennung unterdrückt und die Fettsynthese generell fördert.
Zusammenfassend hieße dies, dass ein optimaler Muskelaufbau und

–erhalt, nur zusammen mit einem unerwünschten Fettzuwachs zu erreichen ist. Wie dieses Problem umgangen oder minimiert werden kann, beschreiben verschiedene Strategien im praxisorientierten Teil dieses Buches.

2.3 Somatotropin

Das Somatotropin ist auch bekannt als Wachstumshormon. Auch dieses Hormon ist aus Aminosäuren aufgebaut und wird daher als Peptidhormon bezeichnet. Produziert wird Somatotropin im Hypophysenvorderlappen, wird von dort aus sekretiert und besitzt wie auch Glukagon und Insulin, eine endokrine Hormonwirkung. Die Funktionen und die Einflüsse des Wachstumshormons auf den Energiestoffwechsel sind äusserst vielschichtig, weshalb es besonders interessant im Bereich der Veränderung der Körperzusammensetzung ist. Die Regulation über die Ernährung ist hierbei jedoch etwas schwieriger als beispielsweise bei den beiden zuvor genannten Hormonen.

Seinen Namen verdankt das Wachstumshormon der Tatsache, dass es im Kindes- und Jugendalter für ein optimales Wachstum als unentbehrlich gilt.

Neben den Wirkungen auf Leber, Fett und Muskelgewebe kommen auch Einflüsse auf Knochen und Fibroblasten hinzu. Fibroblasten sind Zellen des Bindegewebes. Kollagen beispielsweise gehört zu einem der wichtigsten Produkte der Fibroblasten.

Somatotropin wird hauptsächlich während dem Nachtschlaf ausgeschüttet, sowie bei niedrigem Blutzuckerspiegel. Tagsüber ist die Ausschüttung eher gering. Auch ein erhöhter Spiegel an Aminosäuren im Blut fördert die Sekretion. Ähnlich verhält es sich bei körperlich, muskulärer

Anstrengung. Intensive Trainingseinheiten begünstigen somit die Wachstumshormonfreisetzung.

Dies hat zur Folge, dass die Proteinneubildung und der Proteinaufbau in der Leber, wie auch in der Muskelzelle gesteigert wird. Auch die Synthese von so genannten Somatomedinen wie z.B. IGF-1 und IGF-2 wird gefördert, doch dazu an späterer Stelle mehr. Zusätzlich kommt es zu einer Unterstützung der Ketonkörperbildung. Neben dem positiven Einfluss auf den Proteinstoffwechsel der Muskulatur kommt es ausserdem zu einer katabolen Stoffwechsellage des Fettgewebes. Hier steigert das Wachstumshormon die Lipolyse. Dadurch werden mehr Triglyceride aus dem Fettgewebe herausgelöst und können dann im Zuge der Energiebereitstellung verstoffwechselt werden. Somit lässt sich grob ableiten, dass das Wachstumshormon gleichzeitig an Muskelaufbau und Fettabbau beteiligt ist und zusätzlich maßgeblich das Knochenwachstum reguliert. Alles durchaus positive Eigenschaften wenn das Ziel darin besteht, einen möglichst muskulösen und gleichzeitig fettarmen Körper zu entwickeln.

Auch dieses Hormon wirkt, ähnlich wie Glukagon, katabol auf das Fettgewebe, jedoch nicht auf das Muskelgewebe. Wie eben bereits angesprochen kommt es tendenziell eher zu anabolen Effekte auf die Muskulatur, während sich Glukagon auf Muskelgewebe neutral verhält. Die Kombination von Glukagon und Wachstumshormon kann daher als äusserst fettkatabol angesehen werden, ohne negative Auswirkungen auf die Muskelproteine.

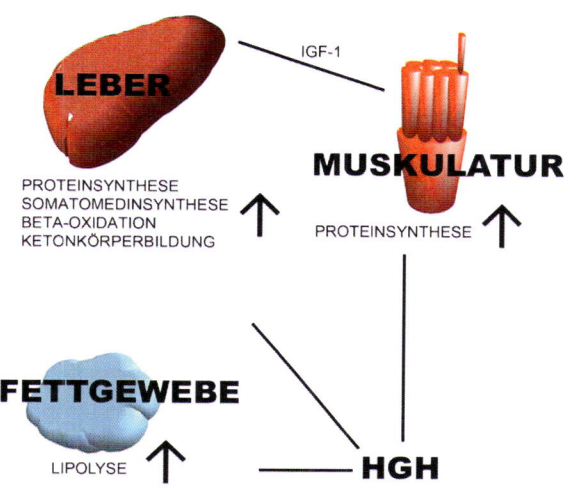

Abbildung 9: Somatotropinwirkung im Organismus.

2.4 IGF-I und IGF-II

Wie im Unterpunkt des Somatotropins bereits angemerkt, ist ein großer Teil des Wachstumshormoneinflusses auf die Wirkung der Somatomedine und hier vor allem auf die insulinähnlichen Wachstumsfaktoren IGF-I und IGF-II zurückzuführen. Diese Somatomedine werden in der Leber hauptsächlich nach dem Einwirken des Wachstumshormons auf dieses Organ abgesondert. Wie der Name schon passend sagt, ähneln die Funktionen der IGFs, denen des Insulins stark. Der direkte Einfluss des Wachstumshormons auf Muskulatur, Knochen und Fibroblasten ist als eher passiv einzustufen. Die aktive Arbeit übernehmen größtenteils die Somatomedine.

Im Bereich der Muskulatur steigert speziell IGF-I die Glukosepermeabilität der Zelle. Ebenso verhält es sich mit der Aufnahme von Aminosäuren und einer anschließenden Steigerung der Proteinsyntheserate. Das Wachstumshormon bzw. die insulinähnlichen Wachstumsfaktoren sind für den Muskelaufbau daher von großer Bedeutung.

2.5 Cortsiol

Während Insulin zu 100% anabol wirkt, verhält es sich beim Cortisol genau umgekehrt. Dieses Hormon wirkt zu 100% katabol. Es wird in der Nebennierenrinde gebildet und fungiert ebenfalls endokrin.

Betrachtet man die Blutspiegelveränderung unterschiedlicher Parameter nach einer Insulinfreisetzung, so fällt auf, dass der Plasmagehalt an Fettsäuren, Ketonkörpern, Glukose und Aminosäuren sinkt. Als direkter Gegenspieler des Insulins steigert Cortisol all diese Plasmawerte. Die Aufnahme von Glukose und Aminosäuren in die Muskelzelle und das Fettgewebe wird gehemmt, die Glukoneogenese gefördert und damit, wie angesprochen, der Blutglukosegehalt erhöht. Zusätzlich kommt es zu einer gesteigerten Lipolyse und Ketogenese. Problematisch ist jedoch, dass Cortisol im Gegensatz zu anderen katabol wirkenden Hormonen, wie z.B. Glukagon oder Somatotropin, auch katabol auf Muskelproteine wirkt. Das bedeutet, dass ein erhöhter Cortisolspiegel den Abbau von Muskelsubstanz fördern kann. Diese Eigenschaft ist beim Versuch der positiven Veränderung des Fett-Muskel-Verhältnisses natürlich als sehr negativ zu betrachten. Von daher sollte es das Ziel sein, durch korrekte Ernährungs- und Trainsplanung, eine übermäßige Cortsiolausschüttung zu vermeiden, bzw. dieser möglichst entgegenzuwirken. Der praxisorientierte Teil liefert auch hierzu weitere Informationen.

Zusammenfassend lässt sich die Wirkung des Cortisols sehr schnell und einfach beschreiben: Cortisol wirkt energiefreisetzend. Sowohl was die Energiespeicher des Fett- und Lebergewebes, als auch die Proteinstrukturen der Muskulatur angeht, was Abbildung 10 nochmals verdeutlicht. Ziel sollte es also sein, eine Strategie zu entwickeln, die die Eigenschaften rein fettkataboler Hormone optimal auszunutzen vermag, bei gleichzeitiger Einschränkung der negativen Cortisolwirkungen auf die Muskelsubstanz.

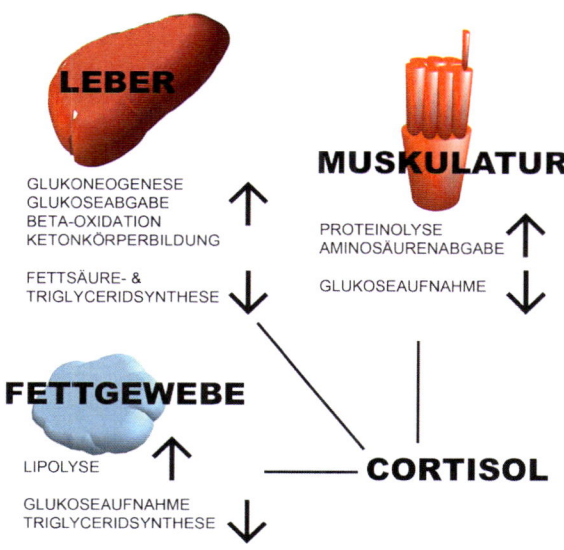

Abbildung 10: Cortisolwirkung im Organismus.

2.6 Adrenalin und Noradrenalin

Ähnlich wie Cortisol sind Adrenalin und Noradrenalin so genannte Stresshormone. Das bedeutet, sie werden, ebenfalls ähnlich dem Cortisol, maßgeblich in Stresssituationen ausgeschüttet. Dieser Stress bezieht sich sowohl auf psychische als auch physische Einflüsse. Im Bereich der positiven Veränderung der Körperstruktur spielt vor allem der körperliche Stress eine dominante Rolle. Als körperlicher Stress kann intensives sportliches Training bezeichnet werden. In Folge einer solchen Trainingsbelastung, werden neben bereits besprochenen anderen Hormonen auch die im Nebennierenmark produzierten Botenstoffe Adrenalin und Noradrenalin ausgeschüttet. Noradrenalin ist dabei die Vorstufe des Adrenalins.

Die Hauptaufgabe dieser sehr schnell wirkenden Katecholamine ist dabei, wiederum ähnlich der Cortisolwirkung, die Freisetzung intrazellulärer Energiereserven, um die körperliche Leistungsfähigkeit aufrecht erhalten zu können. Daher kommt es zu einer Mobilisierung des Leberglykogens, welches der Stabilisierung des Blutzuckerspiegels dient. Weiterhin erhöht Adrenalin die Glykogenolyse und Glykolyse in der Muskelzelle, sprich, der Glykogen- und Glukoseabbau wird gefördert, um ausreichend Energie für körperliche Anforderungen bereitstellen zu können. Parallel dazu wird ausserdem die Lipolyse des Fettgewebes gesteigert.

Wie schnell Adrenalin wirkt, wird jedem klar, der sich bereits in einer „Schrecksituation" befunden hat. Von einem Moment auf den nächsten befindet sich der Körper in voller Leistungsbereitschaft und ist hellwach. Hierin unterscheidet sich dann auch die Wirkung dieser Katecholamine im Vergleich zum Cortisol. Dieses besitzt eine längere „Anlaufzeit". Auch hier ist wieder zu beachten, dass es sich bei Adrenalin und Noradrenalin zwar wieder um katabole Hormone handelt, die jedoch

61

keinen Einfluss auf die Muskelproteine ausüben, dafür aber sehr effektiv für den Körperfettabbau genutzt, und durch von aussen wirkende Faktoren gesteuert werden können.

2.7 Testosteron

Das männliche Geschlechtshormon Testosteron wird beim Mann hauptsächlich in den Hoden und in äusserst geringen Mengen auch in der Nebennierenrinde gebildet. Daher weisen auch Frauen Testosteronvorkommen auf, wenn auch in deutlich geringerem Ausmaß als Männer. Das sich im Blut befindliche Testosteron liegt zum größten Teil in gebundener Form vor. Lediglich ca. 2% des Plasmatestosteronspiegels ist als freie und damit „aktive" bzw. wirksame Form verfügbar. Testosteron besitzt dabei unterschiedliche Eigenschaften, die in androgene Wirkungen und anabole Wirkungen unterteilt werden können.

Die androgenen Funktionen sind hauptverantwortlich für die Ausprägung männlicher Geschlechtsmerkmale. Dazu gehören z.B. Peniswachstum, Prostataentwicklung, Entwicklung einer verstärkten Körperbehaarung und des Bartwuchses, eine Vertiefung der Stimmlage, die Ausprägung einer gesteigerten Libido und eine vermehrte Talgproduktion.

Unter den anabolen Eigenschaften des Testosterons versteht man vor allem die Zunahme der Skelettmuskulatur, eine verstärkte Calciumeinlagerung in den Knochen, die gesteigerte Bildung roter Blutkörperchen, die Kontrolle und Verteilung des Körperfetts, die vermehrte Stickstoffretention und die Verringerung des Proteinabbaus.
Speziell die anabolen Wirkungen sind für den an Muskelaufbau und Fettabbau interessierten Athleten von besonderer Bedeutung.

Eine Optimierung des Testosteronspiegels über die Ernährung lässt sich im Wesentlichen über eine ausreichende Zufuhr von Nahrungsfetten erreichen, wie in den folgenden Kapiteln noch verdeutlicht werden soll.

2.8 Schilddrüsenhormone

Die Schilddrüsenhormone werden in der Schilddrüse gebildet. Dabei gilt es zwei unterschiedliche Hormone zu unterscheiden: Man spricht von T3 und T4. T3 ist als Trijodthyronin bekannt, T4 als Thyroxin. T4 kann als Pro-Hormon, also Vorstufe, von T3 angesehen werden. Der Großteil des Plasmagehaltes an T3 wird über die Umwandlung von T4 bereitgestellt. T3 wirkt dabei ca. 3-5 mal stärker als T4.

In physiologischer Dosis fördern die Schilddrüsenhormone die Proteinsynthese und unterstützen somit, neben ihrer Wirkung der Steigerung der Stoffwechselrate, des Kohlenhydratumsatzes sowie ihrer lipolytisch wirkenden Eigenschaften, den Muskelaufbau. Ab einer gewissen Menge an Schilddrüsenhormonen scheint diese Situation jedoch zu kippen. Ist die Menge an Schilddrüsenhormonen stark erhöht, wie dies z.B. bei einer Schilddrüsenüberfunktion der Fall ist, so scheinen diese Hormone, die ursprünglich die Proteinsynthese begünstigten, eher einen Proteinabbau zu fördern. In der Praxis ist dies immer wieder an so genannten Hardgainern zu beobachten. Personen mit einem solchen Stoffwechseltyp besitzen zwar in der Regel kaum bis kein Unterhautfettgewebe, jedoch auch kaum Muskulatur. Der Versuch Muskeln aufzubauen oder an Gewicht zuzunehmen, scheint nur in minimalem

Ausmaße möglich zu sein. Die neugewonnene Masse ist dann in aller Regel als eher instabil einzustufen.

2.9 Leptin

Das Polypeptidhormon Leptin ist vor allem in den Zellen des Fettgewebes zu finden und spielt eine bedeutende Rolle beim Abbau von Körperfettdepots. Je höher der Leptinspiegel im physiologischen Bereich, desto größer die Reduktion der Fettgewebsmasse. Die Menge der Leptinproduktion hängt unmittelbar mit der Größe der Fettzellen zusammen. Dies erklärt auch, warum die ersten Kilos bei einer Reduktionsdiät meist recht einfach und schnell eliminiert werden können, während der letzte Rest für viele fast unmöglich erscheint.

Doch selbst hier gibt es einige kleine Tricks, denn die Leptinausschüttung und -Produktion kann in gewissem Ausmaß über bestimmte Ernährungsmaßnahmen reguliert und beeinflusst werden. Eine genaue Beschreibung findet sich im Unterkapitel „Refeed" im praxisorientierten Teil wider.

Die Leptinsekretion ist unter folgenden Bedingungen gesteigert:
- Nach der Nahrungsaufnahme
- Bei erhöhten Plasmaspiegeln von Glukose und Aminosäuren
- Bei erhöhtem Insulinspiegel
- Bei erhöhter Lipogenese im Fettgewebe

Umgekehrt führen folgende Bedingungen zu einer Erniedrigung der Leptinsekretion:
- Nahrungskarenz im Hungerzustand
- Niedrige Plasmaspiegeln an Glukose und Aminosäuren

- Erhöhter Plasmacortisolspiegel
- Erhöhter Lipolyse des Fettgewebes

Leptin regelt und reguliert sozusagen den Fettauf- und -abbau in unserem Organismus. Adipöse Personen müssten dahingehend dementsprechend „von alleine abnehmen", da speziell sehr fettleibige Personen große Mengen an Leptin besitzen müssten, die einen Abbau von stark überflüssigem Körperfett in Gang setzen sollten. Diese hohe Leptinkonzentration wurde bei übergewichtigen Personen auch teilweise diagnostiziert, jedoch scheinen diese Menschen gleichzeitig eine Art Leptin-Resistenz aufzuweisen. Somit kann das Leptin nicht seine volle Wirkung entfalten. Die genauen physiologischen Abläufe werden zur Zeit noch diskutiert. Daher können hier nur Vermutungen zu diesem Thema geäußert werden, welche noch nicht abschließend untersucht und bestätigt wurden.

II. Praktische Umsetzung

Der folgende Teil dieses Buches soll nun dazu dienen, zu erfahren, wie die Ernährung individuell an den eigenen Stoffwechsel angepasst werden kann. Ziel ist es zu demonstrieren, wie Schritt für Schritt der eigene Ernährungsplan erstellt und wie dieser je nach Stoffwechseltyp an den eigenen Zielsetzungen ausgerichtet werden kann. Hierfür stehen einige Richtlinien zur Verfügung die im Folgenden vorgestellt werden sollen.

Neben zahlreichen wissenschaftlichen Erkenntnissen fließen hier überwiegend praktische Erfahrungsberichte aus der Arbeit mit Athleten unterschiedlicher Gewichtsklassen und unterschiedlichem Leistungsstand ein.

Nachfolgend wird der Leser aufgefordert mittels gelieferter Informationen und Protokolle, experimentell einen eigenen und optimierten Ernährungsplan oder eine kompletten Ernährungsstrategie zu entwickeln, die zu einer positiven Veränderung der Körperzusammensetzung führt.

3. Individuelle Ernährungsanpassung

Schaut man sich die Ernährungsempfehlungen offizieller Ernährungsgesellschaften an, fällt sehr schnell auf, dass es sich hierbei um sehr starre Schemata handelt. Die Makronährstoffverteilung scheint hierbei für jede Person die Selbe zu sein. Egal ob körperlich eher inaktiver Büroarbeiter, körperlich aktiver Bauarbeiter oder Hochleistungssportler. Lediglich der Kalorienanteil variiert von Person zu Person. Ansonsten scheinen alle Menschen die gleichen, oder zumindest sehr ähnliche, Bedürfnisse zu haben in Bezug auf die Nährstoffverteilung.

Schaut man sich jedoch dagegen die einzelnen Personengruppen an, so fällt sehr schnell auf, dass nicht alle Menschen gleich sind. Erste Rückschlüsse darauf, dass eine für alle passende Ernährung nicht existieren kann, liefert der Körperbau verschiedener Personen. Während Person A eine eher schmächtige Figur mit schmalen Schultern, geringem Muskelanteil und sehr niedrigem Körperfettanteil aufweist, besitzt Person B breite Schultern, einen muskulösen Körper und vielleicht auch einen etwas erhöhten Körperfettanteil. Der dünne und schmächtige verspeist tagtäglich unglaubliche Nahrungsmengen und bezüglich Körperfettaufbau passiert gar nichts, während der Korpulentere eine moderate Diät verfolgt, viel Sport treibt und trotzdem nur schwer an Unterhautfettgewebe verliert oder sogar noch weiter aufbaut. Schwer zu glauben, dass beide Personen den gleichen Nährstoffbedarf aufweisen.

Genau hier greift nun das Konzept der individuellen Ernährungsanpassung. Um dieses auch sinnvoll in die Praxis umsetzen zu können, muss zunächst der eigene Stoffwechsel analysiert werden. Man spricht von der so genannten Stoffwechseltypisierung und unterscheidet im Groben folgende Stoffwechseltypen:

Der ektomorphe Stoffwechseltyp:

Dieser Stoffwecheseltyp zeichnet sich durch seine meist recht magere Gestalt aus. Er besitzt im Normalfall kaum Körperfett, ist jedoch auch selten sehr muskulös. Der Aufbau von Masse im Allgemeinen fällt eher schwer. Im Alltag erkennt man diesen Stoffwechseltypen daran, dass er meist essen kann soviel er will und kaum oder gar nicht zunimmt oder die hinzugewonnene Masse nur sehr schwer halten kann. Im weiteren Textverlauf soll dieser Typ als sehr kohlenhydrattolerant bezeichnet werden, da er in den wenigsten Fällen Probleme mit hoher Kohlenhydratzufuhr in Form des Aufbaus unerwünschter Körperfettdepots aufweist.

Der endomorphe Stoffwechseltyp:

Der endomorphe Stoffwechseltyp kann als genaues Gegenbeispiel des ektomorphen Stoffwechseltyps angesehen werden. Er hat meist eine kräftige und massige Gestalt. Schon der Körper- bzw. Knochenbau lässt auf diesen Stoffwechseltypen schließen. Im Gegensatz zum ektomorphen Stoffwechseltyp besitzt der endomorphe Typus selten einen schmalen Körperbau. Er kann als Stoffwechseltyp mit geringer Kohlenhydrattoleranz bezeichnet werden. Schon moderate Mengen an täglich zugeführten Nahrungskohlenhydraten führen bei ihm zum Anstieg der Körperfettspeicher. Im Alltag ist er als derjenige bekannt, der schon vom „Anblick eines Stück Kuchens dick wird".

Der mesomorphe Stoffwechseltyp:

Der mesomorphe Stoffwechseltyp ist sozusagen der „Glückspilz" unter den Stoffwechseltypen. Er vereint alle positiven Eigenschaften der jeweils anderen beiden Stoffwechseltypen, ohne die nennenswerten negativen Begleiterscheinungen. Er zeichnet sich vielmehr durch eine sportliche und athletische Gestalt aus und besitzt einerseits ein gutes Muskelaufbaupotential, ohne dabei andererseits den Aufbau großer Fettdepots befürchten zu müssen. Er kann als moderat kohlenhydrattolerant angesehen werden.

Einzelne Reinformen dieser Stoffwechseltypen sind in der Realität kaum zu finden. Meist handelt es sich um „Mischformen", wie z.B. ein generell mesomorpher Stoffwechseltyp mit dem Hang zum Endomorphen usw. Lediglich im Leistungssport sind solche „Reinformen" in gewissen Disziplinen aufzufinden. So sind im Skispringen beispielsweise hauptsächlich ektomorphe Stoffwechseltypen vertreten. Endomorphe Stoffwechseltypen hätten hier aufgrund des Körperbaus und -gewichtes keine Chance im Hochleistungsbereich zu bestehen. Diese endomorphe Stoffwechseltypen finden sich hingegen vermehrt in Disziplinen, in denen ein großer Krafteinsatz verlangt wird, wie z.B. beim Gewichtheben oder Kugelstoßen. Hier wiederum könnte ein ektomorpher Stoffwechseltyp nur schwer in der Weltspitze bestehen.

Im Amateurbereich oder leistungsorientierten Hobby-Bereich sind jedoch in jeder Disziplin meist alle Stoffwechseltypen zu finden. Hier geht es nicht primär um Leistung im Sinne des Hochleistungssports, sondern vielmehr um Spaß und Freude. Das bedeutet jedoch nicht, dass hier der Leistungsgedanke zu kurz kommt. Im Gegenteil. Auch hier sind und sollten gewisse Ambitionen und ein gewisser Leistungsdrang vorhanden sein. Und insbesondere hier gilt es nun, das Beste aus seinen individuellen Voraussetzungen herauszuholen und Training und Ernährung jeweils anzupassen.

Die folgenden Erläuterungen und Strategien solle helfen, eine an den individuellen Stoffwechsel angepasste Ernährung zu gestalten.

3.1 Die LOGISCH-ERNÄHREN-RICHTLINIEN

Unabhängig welchem Stoffwechseltypen man nun konkret angehört, sollten die folgenden Ernährungsempfehlungen die Grundlage eines jeden Ernährungsplanes darstellen. Auf diesen Richtlinien bauen auch später sämtliche hier im Buch vorgestellten Strategien auf. Neben der Zielsetzung der Veränderung der Körperzusammensetzung, ist es genauso wichtig, sogar eher wichtiger, dass eine gesundheitsorientierte Basisernährung eingehalten wird. Nur ein gesunder Organismus kann Höchstleistungen vollbringen und nur ein gesunder Körper kann zu einem athletischen Körper werden. Diese Tatsache sollte oberste Priorität für jeden einzelnen haben und stellt den Grundgedanken dieses Werkes dar! Bevor Sie nun also in die Tat schreiten und voller Ehrgeiz damit beginnen, Ihre Ernährung bis ins kleinste Detail zu planen, besinnen Sie sich bitte zunächst darauf, Ihnen die nun folgenden Schritte in Fleisch und Blut übergehen zu lassen.

Schritt 1: Regelmäßige Mahlzeiten!
Regelmäßige Mahlzeiten bedeuten, dass Sie in Zukunft mehrere kleine Mahlzeiten über den Tag verteilt konsumieren sollten. Ein Mahlzeitenintervall von etwa drei Stunden hat sich in der Praxis als optimal herausgestellt. Das heisst, Sie sollten spätestens alle drei Stunden hochwertige Nahrung zuführen. Das hält nicht nur satt und versorgt Sie mit ausreichend Nährstoffen, sondern fördert auch den Stoffwechsel. Smeets et al. konnten in einer Untersuchung aus dem Jahre 2008 feststellen, dass bereits die Erhöhung der Mahlzeitenfrequenz von zwei auf drei täglichen Mahlzeiten, zu einer verbesserten Sättigung führt und die Fettverbrennung fördern kann.

Schritt 2: Obst und/oder Gemüse mit jeder Mahlzeit!

Sie sollten mit jeder Mahlzeit entweder ein Stück Obst oder eine Portion Gemüse konsumieren. Diese Angaben sind jedoch Mindestangaben! Speziell beim Gemüse dürfen und sollten Sie gerne stärker und häufiger zugreifen! Diese Lebensmittel sind nicht nur Lieferanten lebenswichtiger Vitamine und Mineralien, sondern beinhalten zusätzlich eine große Menge an sekundären Pflanzenstoffen, die mit einer Verringerung des Risikos an bestimmten Krebsarten und Herz-Kreislauf-Erkrankungen zu erleiden, in Verbindung gebracht werden (LIU, 2003). Aufgrund der Vielzahl der in Obst und Gemüse enthaltenen Phytochemikalien kann auch eine Vitamintablette oder eine Mineralstoffergänzung den Verzehr von Obst und Gemüse nicht ersetzen. Eine Gesamtmenge von fünf Portionen Obst und Gemüse täglich sollte das Minimum darstellen. Optimalerweise wird hier dem Gemüse mehr Aufmerksamkeit gewidmet. Eine Aufteilung von 1-2 Portionen Obst und 3-4 Portionen Gemüse täglich sollte als Zielsetzung gelten. Berücksichtigt man nun, dass mit jeder Mahlzeit Obst oder Gemüse verzehr werden soll und bei regelmäßiger Mahlzeitenführung an einem durchschnittlichen Tag fünf Mahlzeiten konsumiert werden, so kommt man am Ende des Tages recht genau auf die empfohlenen „5 am Tag". Doch wie bereits angesprochen: Hier gilt „Mehr ist besser"! Denn zusätzlich zu Vitaminen und Mineralstoffen enthalten Obst und Gemüse auch Ballaststoffe, die wichtig für die Verdauung sind. Wer alles richtig machen will, wählt täglich frische oder gefrorene Obst- und Gemüsesorten und variiert häufig. Je mehr Farben in der täglichen Obst- und Gemüseauswahl zu finden sind, desto besser!

Schritt 3: Proteine mit jeder Mahlzeit!

Zu jeder Portion Obst oder Gemüse kommt eine Portion eines proteinhaltigen Nahrungsmittels hinzu. Einige Vorteile eines erhöhten Proteinkonsums und einer regelmäßigen Proteinzufuhr, wurden bereits im theoretischen Teil, im Kapitel der Makronährstoffe besprochen. Neben deutlichen gesundheitspositiven Eigenschaften, wie u.a. von Hu et al. und Noakes et al. dargestellt, und die eine deutliche Reduzierung der Herzinfarktrate bei proteinreicher Ernährung im Vergleich zu proteinärmerer Ernährung feststellen konnten, liefert Protein darüber hinaus jede Menge Baustoffe für Muskulatur. Speziell während kalorienreduzierter Ernährungsphasen kann dies zu einem gesteigerten Muskelerhalt beitragen. Auch der Sättigungseffekt der Ernährung ist dadurch erhöht (SMEETS et al., 2008), was das Durchhalten einer Restriktionsdiät deutlich angenehmer macht.

Wie auch schon im Kapitel der Proteine angesprochen, ist hier nicht alleine die absolut zugeführte Proteinmenge pro Mahlzeit entscheidend, sondern vielmehr sollte die Priorität auf der Qualität der Proteinquelle liegen. Die biologische Wertigkeit ist bei der Auswahl geeigneter Proteinquellen ein nützliches Werkzeug. Aufgrund der Ergänzungswirkung verschiedener Proteinquellen sollte auch hier, ähnlich wie beim Obst und Gemüse, möglichst vielfältig gewählt werden. Natürlichen und naturbelassenen Nahrungsmitteln sollte hier der Vortritt, gegenüber verarbeiteten Lebensmitteln oder Nahrungsergänzungsmitteln gegeben werden.

Schritt 4: Keine Angst vor Fetten!

Wie bereits beschrieben, besteht keine Relevanz, Nahrungsfette zu meiden. Wie ebenfalls schon angesprochen, scheint sich eine Reduktion der Nahrungskohlenhydrate zu Gunsten der Nahrungsfette eher positiven Einfluss auf die Gesundheit auszuwirken.

Speziell Natural-Bodybuilder profitieren von einer nicht zu fettarmen Ernährung, da dies zu einem Absinken des körpereigenen Androgenspiegels führen kann, wohingegen eine fettreiche Ernährung die körpereigene Androgenproduktion begünstigen soll (GOLDIN et al., 1994).

Wichtig hierbei ist lediglich, dass auf die Fettqualität geachtet wird. Neben der Deckung des Bedarfes essentieller Fettsäuren, sollte der Großteil der aufgenommenen Fettsäuren über einfach-ungesättigte Fettsäuren gedeckt werden. Auch gesättigte Fettsäuren können ohne weiteres toleriert werden. Jedoch gilt es immer zu beachten, dass mit der Reduktion der einfach-ungesättigten Fettsäuren zu Gunsten der gesättigten Fettsäuren auch deren positive Eigenschaften auf die Gesundheit verloren gehen.

Vorsicht bei zu starker Betonung mehrfach-ungesättigter Fettsäuren! Hier kann nicht von einer „Mehr ist mehr" - Mentalität profitiert werden. Mehrfach-ungesättigte Fettsäuren sind sehr instabil und müssen daher stabilisiert werden um nicht selbst zum freien Radikal und somit u.a. krebserregend zu werden. So kann von mehrfach-ungesättigten Fettsäuren plötzlich ein größeres Krebsrisiko als von gesättigten Fettsäuren ausgehen (REDDY et al., 1991).

Die Deckung des Tagesbedarfs an essentiellen Fettsäuren über den Konsum von Fisch, Lein- und Rapsöl, sowie die Betonung von einfach-ungesättigten Fettsäuren über Raps- und Olivenöl, wie auch Nüsse (und Fleisch) und der moderate Einsatz gesättigter Fettsäuren wie Fleisch oder Butter mit Verzicht auf Transfettsäuren aus verarbeiteten Lebensmitteln, sollte die Zielsetzung in Bezug des Fettkonsums darstellen. Wer nicht regelmäßig Fisch verzehrt oder größere Mengen Leinöl benutzt, der sollte auf ein hochwertiges Nahrungsergänzungsmittel mit Fischöl zurückgreifen.

Schritt 5: Kohlenhydrat-Timing

Während die ersten vier Schritte generell für jeden gelten, egal welcher Stoffwechseltyp, so beginnt die Ernährung nun etwas individueller zu werden. Von nun an gilt es, die Nährstoffzufuhr an den eigenen Körper und Stoffwechsel anzupassen. Die Kohlenhydrate spielen hierbei die Schlüsselrolle. Wie im folgenden Kapitel des Nährstoff-Timings noch genauer erläutert wird, unterscheidet das LOGISCH-ERNÄHREN-BODY-SYSTEM zwischen verschiedenen Zeitzonen des (Trainings-)Tages. Je nach Stoffwechseltyp wird die Kohlenhydratzufuhr in Menge und Art auf die unterschiedlichen Bedürfnisse und Zielsetzungen eines jeden Athleten abgestimmt. Dieser Prozess ist sehr flexibel. Genaue Mengenangaben existieren daher nicht. Vielmehr basiert das Herausfinden der optimalen Kohlenhydratmenge auf längerfristigen Prozessen und Auswertungen, die im weiteren Textverlauf noch genauer erläutert werden.

Prinzipiell aber gilt, Kohlenhydrate aus Obst, Gemüse, Milchprodukten und Nüssen, sowie weitere Nahrungsmittel mit einer GL < 10, sind zu jeder Tageszeit erlaubt! Das Timing-System richtet sich lediglich an Kohlenhydratquellen mit moderatem bis starkem Einfluss auf die Insulinausschüttung.

Schritt 6: Die Auswahl der Getränke!

Die Auswahl der richtigen Getränke stellt einen wichtigen Teil der LOGISCH-ERNÄHREN-RICHTLINIEN dar! Ein optimaler Flüssigkeitshaushalt ist Grundvoraussetzung für eine optimale Leistungsfähigkeit! Schon die Abnahme von 2% des Körpergewichtes durch einen Flüssigkeitsverlust führt zu deutlichen Einbußen der sportlichen Leistungsfähigkeit (CHEUVRONT et al., 2003). Bei Temperaturen über 30℃ tritt dieser Leistungseinbru ch nochmals deutlich früher ein (BELOW et al., 1995). Daher sollte speziell bei warmer Umgebungstemperatur ausreichend getrunken werden.

Zusätzlich zur Leistungsoptimierung trägt das richtige Trinkverhalten zu einer Verbesserung des gesundheitlichen Zustandes bei, bzw. beugt präventiv verschiedenen Krankheitsbildern vor. So profitieren z.B. die Nieren von einer ausreichenden Flüssigkeitszufuhr, die damit verstärkt Giftstoffe über den Urin aus dem Körper transportieren können.

Zur Flüssigkeitszufuhr sollten hauptsächlich Wasser, Kräuter- und Grün-Tee herangezogen werden. Beim Kaffeekonsum sollte man sich auf 2-3 Tassen täglich beschränken. Etwa eine Stunde vor dem Training getrunken, kann Kaffee aufgrund des Koffeingehaltes auch als Trainingsbooster eingesetzt werden. Light-Getränke sind generell möglich, jedoch sollte auch bei der Auswahl der Getränke möglichst auf natürliche Alternativen zurückgegriffen werden.

Schritt 7: Abweichungen erlaubt!

Auch Abweichungen der vorangegangenen Schritte sind erlaubt. So genannte Schummelmahlzeiten dürfen ebenfalls eingeplant werden. Diese sollten sich allerdings mengenmäßig in Grenzen halten. 10% der zugeführten Mahlzeiten dürfen nicht den oben angesprochenen Schritte und Richtlinien entsprechen. 90% müssen auf alle sechs vorangegangenen Schritte zutreffen. Bei einer Mahlzeitenfrequenz von fünf Mahlzeiten täglich bedeutet das, dass 35 Mahlzeiten wöchentlich konsumiert werden. Das wiederum bedeutet, dass 3,5 Mahlzeiten als Schummelmahlzeiten eingeplant werden können. Hier wird nun auf vier Mahlzeiten aufgerundet. Auch verpasste Mahlzeiten gelten als Schummelmahlzeit! Das in Abbildung 11 dargestellte Mahlzeitenprotokoll kann als Vorlage der Ernährungskontrolle dienen.

Praxis-Aufgabe:

Egal welche Ernährungsform Sie derzeit betreiben bzw. welche Ernährungsgewohnheiten Sie zum jetzigen Zeitpunkt verfolgen, versuchen Sie sich in den nächsten vier Wochen an die oben genannten Richtlinien zu halten. Ein Zählen der Kalorien oder ein Berechnen des Makronährstoffverhältnisses ist nicht notwendig. Auch das genaue Abwiegen von Lebensmitteln sollte vermieden werden. Orientieren Sie sich an Ihrem Hunger- und Sättigungsgefühl und befolgen Sie lediglich die oben angeführten Schritte!

Mahlzeitenprotokoll

	Mahlzeiten					
	1	2	3	4	5	6
Montag						
Dienstag						
Mittwoch						
Donnerstag						
Freitag						
Samstag						
Sonntag						

X = Mahlzeit korrekt
O = Mahlzeit verpasst
S = Schummelmahlzeit

Auswertung

Anzahl korrekter Mahlzeiten (X): _____

Anzahl verpasster Mahlzeiten (O): _____

Anzahl Schummelmahlzeiten (S): _____

Mahlzeiten Gesamt (G): _____

Korrekte Mahlzeiten in %: _____

$$\text{X in \%} = \frac{\text{Anzahl O} + \text{Anzahl S}}{\text{G}}$$

Abbildung 11: Mahlzeitenprotokoll und Auswertung.

3.2 Die unterschiedlichen Phasen des Nährstoff-Timings

Das LOGISCH-ERNÄHREN-BODY-SYSTEM unterscheidet verschiedene Zeitzonen der Ernährung. Jede Zeitzone besitzt einen eigenen Nährstoffbedarf bzw. die Auswahl der Nahrungszufuhr wird an den Nährstoffbedarf der jeweiligen Zone angepasst. Es existieren vier Phasen, die im Nachfolgenden vorgestellt werden sollen.

Die Vorbereitungsphase:
Die Vorbereitungsphase ist die Phase unmittelbar vor einer Trainingseinheit. Sie beginnt etwa 60 Minuten vor dem Training und endet mit Begin der Einheit.

77

Die Trainingsphase:

Die Trainingsphase stellt die Zeitzone während der Trainingseinheit dar und beginnt daher mit dem Start der Trainingseinheit und endet zusammen mit dem deren Abschluss.

Die kurzfristige Regenerationsphase:

Die kurzfristige Regenerationsphase beginnt mit Ende des Trainings und dauert etwa 2-4 Stunden an.

Die langfristige Regenerationsphase:

Die langfristige Regenerationsphase beginnt mit dem Ende der kurzfristigen Regenerationsphase und dauert bis zur nächsten Vorbereitungsphase an.

Speziell die Vorbereitungs- und Trainingsphase, als auch die kurzfristige Regenerationsphase spielen eine bedeutende Rolle. Die korrekte Nährstoffzufuhr innerhalb dieser Phasen setzt entscheidende Akzente bei der Verfolgung einzelner Trainingsziele.

3.2.1 Der Energiestoffwechsel

Um die einzelnen Zonen nicht nur stur in der Praxis anwenden, sondern diese auch flexibel einzusetzen zu können und deren Sinn zu begreifen, sollte zunächst verstanden werden, woher der Organismus seine Energie bezieht. Egal welche Bewegung, ob nun intensiv oder nicht, lang- oder kurzzeitig, der Körper benötigt Energie. Diese Energie muss schnell abrufbar sein und freigesetzt werden können. Hierfür besitzt der Körper ATP-Speicher in seinen Muskelzellen. ATP heißt ausgeschrieben

78

Adenosin-Triphosphat. Wie der Name schon sagt, besteht ATP aus Adenosin und drei Phosphaten. Durch die Abspaltung eines dieser Phosphate wird Energie frei, die der Körper nutzen kann. Aus ATP wird nun ADP – Adenosin-Diphosphat, also Adenosin mit nur noch zwei Phosphaten. Das ATP ist nun verbraucht. Das Problem ist nur, dass die ATP-Speicher der Muskulatur nur für wenige Sekunden ausreichen. Demnach müsste jede aktive Bewegung bereits nach wenigen Sekunden abgebrochen werden. Da dies aber nicht der Fall ist, wird deutlich, dass es Wege geben muss, um aus ADP wieder ATP zu gewinnen. Hier sind nun verschiedene Stoffwechselwege möglich. Als erstes erfolgt die Resynthese über Creatin-Phosphat (CrP). Das CrP „spendet" sozusagen sein Phosphat dem ADP, damit dies wieder zum ATP aufgebaut werden kann. So kann durch eine erneute Phosphatabspaltung wieder Energie freigesetzt werden. Doch auch hier sind die neusynthetisierten ATP-Vorräte wieder nach nur wenigen Sekunden aufgebraucht. Und hier kommen nun unsere Makronährstoffe ins Spiel. Die Energie, die Kohlenhydrate, Fette und Proteine liefern, können zur ATP-Synthese genutzt werden. Je nach Situation, Dauer und Intensität der körperlichen Belastung bevorzugt der Organismus unterschiedliche Nutzverhältnisse dieser Nährstoffe. Man unterscheidet dabei zwei grundlegende Stoffwechselwege: den anaeroben Stoffwechselweg und den aeroben Stoffwechselweg.

Der anaerobe Stoffwechselweg
Bei der anaeroben Energiebereitstellung lassen sich nur zwei Wege der beschreiten. Der erste Weg ist der bereits angesprochene Weg der ATP-Resynthese über Creatin-Phosphate. Der zweite Weg kann über die anaerobe Glykolyse, also dem Abbau von Kohlenhydraten erfolgen. Anaerob bedeutet ohne Beteiligung von externem Sauerstoff. Als Praxisbeispiel kann ein 400m-Sprint dienen:

Ein 400m-Sprint wird von den schnellsten Menschen dieser Welt teilweise deutlich unter 50 Sekunden absolviert. Während dieser Zeit gilt es, eine möglichst hohe Laufintensität zu entwickeln, und diese auch möglichst über die volle Distanz aufrecht zu erhalten. Für die Energiebereitstellung kommt hier nur der anaerobe Stoffwechselweg in Frage. Wie bereits im Kapitel über die Kohlenhydrate kurz angesprochen, werden Belastungsintensitäten oberhalb 65% VO2max hauptsächlich über die Energiefreisetzung aus Kohlenhydraten abgedeckt. Der aerobe Stoffwechselweg scheint hierfür zu langsam zu sein. Die Energiebedarfsdeckung über Fettsäuren ist somit nicht möglich. Die Zeit für die Aufnahme ausreichender Mengen an Sauerstoff über die Bronchien und die Lungen, die Abgabe ins Blut, der Transport und die Verwertung des Sauerstoffs ist bei einer derart intensiven körperlichen Belastung mit geringer Dauer einfach zu kurz. Zudem kann bei hochintensiven Belastungen nicht genug Sauerstoff für eine Fettoxidation aufgenommen werden.

Die ATP-Resynthese über Creatin-Phosphat und über die anaerobe Verstoffwechselung der Kohlenhydrate geschieht unabhängig von der aufgenommenen und zur Verfügung stehenden Sauerstoffmenge. Kurze und hochintensive Belastungen über 20-25 Sekunden Dauer werden also immer über Kohlenhydratenergie gedeckt.

Beim anaeroben Abbau von Glukose kann jedoch deren volles Potential nicht ausgeschöpft werden. Auch dieser Weg ist in gewisser Weise eine Sackgasse. Ab einem bestimmten Punkt geht es auch hier nicht mehr ohne Sauerstoff. Hier entsteht dann letztlich das Laktat. Hohe Laktatwerte werden meist als unangenehmes Brennen in der Muskulatur wahrgenommen und führen bei zu hoher Anhäufung zunächst zu Leistungseinbrüchen und später auch zum Leistungsabbruch. Laktat kann jedoch nachdem es über das Blut zur Leber transportiert wurde, wieder zum Glukoseneuaufbau genutzt werden.

Der aerobe Stoffwechselweg

Der aerobe Stoffwechselweg ist abhängig von ausreichend Sauerstoff. Hier gibt es jedoch mehrere Möglichkeiten der Energiebereitstellung. Neben der aeroben Glykolyse, also dem Glukoseabbau unter Sauerstoffverbrauch, können nun auch Fettsäuren der Energiebereitstellung dienen und in Ausnahmesituationen auch Proteine. Diese spielen hierbei allerdings nur eine sekundäre Rolle, und auch nur dann, wenn die Dauer der Belastung relativ hoch ist, oder aber die weiteren zur Verfügung stehenden Energiereserven recht gering ausfallen.

Belastungen, welche mit niedriger bis moderater Intensität ausgeführt werden und sich unterhalb 65% der VO2max abspielen, werden von Natur aus über die Energiebereitstellung über freie Fettsäuren gedeckt. Kohlenhydrate sind demnach wirklich nur für intensive Belastungen von Bedeutung.

Die Menge an ATP, die durch die Oxidation freier Fettsäuren gewonnen werden kann, ist deutlich höher als bei der Verstoffwechselung von Glukose. Alleine bei der Betrachtung der kalorischen Werte dieser beiden Nährstoffe wird dies deutlich. Während Nahrungskohlenhydrate 4,1 kcal liefern, besitzen Fette einen über doppelt so hohen Wert von 9,3 kcal. In Fetten steckt also weitaus mehr Energie die genutzt werden kann.

3.2.2 Die Vorbereitungsphase

Die Vorbereitungsphase dient dazu, durch gezielten Einsatz von Nährstoffen eine optimierte Leistungsfähigkeit während, und eine

81

verbesserte Regeneration nach körperlicher Belastung zu gewährleisten. Zusätzlich soll eine trainingsinduzierte Unterdrückung unterschiedlicher Immunfunktionen limitiert werden.

Der Einsatz von Kohlenhydratlösungen und Kohlenhydrat-Supplementen vor und während dem Training oder Wettkampf kommt bislang schwerpunktmäßig in den Sportarten der Langzeitausdauer zum Einsatz und weniger im Kraftsport- und Bodybuildingbereich. Doch auch hier kann von einer gezielten Kohlenhydratzufuhr vor dem Training profitiert werden. Wenn auch nicht in gleichem Ausmaß bzw. mit der gleichen Zielsetzung wie im Ausdauerbereich.

Auch im Kraftsport und vor allem bei hochvolumigem Training kann eine Kohlenhydratsupplementation unmittelbar vor dem Training zur Stabilisierung des Glykogengehaltes der Muskulatur und zu einer beschleunigten Regeneration nach dem Training führen (HAFF et al., 2003). Eine Kombination mit Proteinen scheint diesen Effekt tendenziell noch zu verstärken (IVY et al., 2003). Rein in Bezug auf erhöhte Leistungsfähigkeit während dem Krafttraining konnte dies von Osterberg et al. und auch Baty et al. nicht bestätigt werden. Baty et al. konnten jedoch feststellen, dass die Zufuhr eines Protein-Kohlenhydratgemisches vor dem Training den belastungsinduzierten Muskelabbau während intensiver Trainingseinheiten reduzieren kann. Als Grund kann unter anderem eine Verminderung des Cortisol-Spiegels durch die Zufuhr eines solchen Gemisches genannt werden. Saunders et al. konnten einen übermäßigen Proteinabbau durch ein Ausbelastungstraining durch die Zufuhr einer Protein-Kohlenhydrat-Kombination verhindern. Hierbei scheint jedoch nur die Kombination aus Proteinen und Kohlenhydraten erfolgsversprechend zu sein, während eine Kohlenhydratzufuhr alleine signifikant geringere Einflüsse auf die Verringerung der Proteinabbaurate aufzuweisen scheint. Der Creatinphosphokinasewert, welcher stellvertretend für

Zellschädigungen und Proteinabbau steht, war laut den Ergebnissen der Wissenschaftlern in der Protein-Kohlenhydratgruppe um 83% geringer als in der Gruppe, welche lediglich eine Kohlenhydratlösung erhielt. Auch Romano-Ely et al. kamen zum selben Ergebnis und konnten eine verminderte Proteinabbaurate bei der Zufuhr eines Protein-Kohlenhydrat-Antioxidanz-Gemisches vor dem Training im Vergleich zu einer isokalorischen Kohlenhydratlösung, nicht jedoch eine konkrete Leistungssteigerung feststellen. Werden die Nährstoffe also richtig eingesetzt vor dem Training konsumiert, kann zunächst von einem antikatabolen Effekt in Bezug auf das Muskelprotein ausgegangen werden. Insbesondere während hochvolumiger Trainingszeiten scheint dieser Effekt von besonderer Bedeutung zu sein. Während körperlicher Belastung, werden, wie in den Abschnitten zuvor kurz erläutert, mit zunehmender Trainingsdauer auch Aminosäuren, unter anderem aus dem Muskelprotein, im Sinne der Energiefreisetzung verstoffwechselt. Mit Verarmung der Muskel- und Leberglykogenspeicher nimmt dieser Prozess im weiter zu. Wird zusätzlich die Intensität konstant hochgehalten, so wird dieser Vorgang nochmals verstärkt. Befinden sich nun jedoch ausreichend Aminosäuren im Blut, so muss der Organismus nicht auf körpereigene Proteine zurückgreifen, sondern kann zunächst die freien Aminosäuren nutzen. Nach Gibala et al. erfüllt ein Protein-Kohlenhydrat-Gemisch diese Voraussetzungen optimal. Die schnellverfügbaren Kohlenhydrate helfen dabei den Blutzuckerspiegel zu stabilisieren und stellen neue Energielieferanten dar. Das beigefügte Protein hilft mit seinen Aminosäuren dabei, die Muskelproteine zu schützen. Insbesondere die Zufuhr BCAA-haltiger Proteinquellen oder die direkte Gabe freier BCAAs scheint hier sinnvoll (FERRANDO et al., 1995). Der Grund hierfür ist jener, dass unter körperlicher Belastung insbesondere die verzweigtkettigen Aminosäuren

Valin, Leucin und Isoleucin sowie die Aminosäure Alanin zur Energiebereitstellung oder als Substrat der Glukoseneubildung dienen.

Während die vorangegangenen Erkenntnisse sich hauptsächlich auf die antikatabolen Eigenschaften einer Protein- und Kohlenhydratzufuhr vor dem Training bezogen haben, untersuchten Tipton et al. den Einfluss einer Kohlenhydrat- und Aminosäuren-Supplementation vor dem Training, auf die anabolen Eigenschaften nach dem Training. Dabei konnten die Wissenschaftler unter anderem feststellen, dass eine Aminosäuren-Kohlenhydrat-Zufuhr vor dem Training einen stärkeren Einfluss auf die Steigerung der Proteinsyntheserate nach dem Training aufweist, als die Selbe kombinierte Zufuhr unmittelbar nach dem Training. Hierbei scheinen vor allem die essentiellen Aminosäuren von Bedeutung zu sein, während nicht-essentielle Aminosäuren keinen Einfluss auf diesen Effekt zu haben scheinen (BORSHEIM et al., 2003). Laut Tipton et al. sind hierbei schon geringe Mengen essentieller Aminosäuren ausreichend. Bereits durch die Zufuhr von 6g konnten positive Ergebnisse beobachtet werden. Eine Verstärkung dieses Effektes scheint sich bis zu einer Zufuhrmenge von etwa 20g essentieller Aminosäuren beobachten zu lassen. Anschließend sind keine weiteren positiven Effekte mehr zu erwarten. Auch hier gilt einmal mehr, dass mehr nicht unbedingt mehr ist.

Der Effekt auf die Proteinsynthese scheint sich hierbei jedoch auf die Zufuhr freier Aminosäuren zu beschränken. Bei intakten Proteinen über die Zufuhr von Whey-Protein konnte keine vergleichbare Steigerung der Proteinsyntheserate nach dem Training festgestellt werden (TIPTON et al., 2007).

Da auch bestimmte Aminosäuren insulinogene Eigenschaften aufweisen, können, nach Bird et al., auch Aminosäuren dazu beitragen, den Cortisolspiegel während und nach Trainingsbelastungen unter Kontrolle zu halten.

Ein erhöhter Cortisolspiegel führt neben dem Ausbremsen eines Neuaufbaus von Proteinstrukturen und dem verstärkten Abbau von körpereigenen Proteinen, zusätzlich zu einer starken negativen Auslenkung unterschiedlicher Immunparameter. Bishop et al. konnten dagegen positive Immunauslenkungen bei der Zufuhr einer Kohlenhydratlösung vor dem Training beobachten. Chan et al., die ihre Probanden ein hochintensives Krafttraining absolvieren ließen, berichteten von ähnlichen Ergebnissen. Auch sie konnten beobachten, dass es zu einer geringeren Abschwächung des Immunsystems in Folge einer Kohlenhydratsupplementation unmittelbar vor und nach dem Training kam, im Vergleich zu einem Placebo.

Zusammenfassend lässt sich nun sagen, dass die Nährstoffzufuhr in der Vorbereitungsphase wohl von den meisten Sportlern unterschätzt wird. Bei genauerer Betrachtung wird jedoch deutlich, was für vielfältige Auswirkungen eine gut geplante Nährstoffzufuhr in dieser Zeitzone mit sich bringt. Tabelle 5 zeigt verschiedene optimierte Möglichkeiten der Nährstoffzufuhr für die Vorbereitungsphase, wie auch eine weitere praxiserprobte Nährstoff-Kombinationen zur Steigerung der Leistungsfähigkeit im Sinne eines „Trainingsboosters".

Möglichkeit 1
20-30g hochglykämische Kohlenhydrate (z.B. Dextrose, Maltodextrin, hochmolekulare Maisstärke) mindestens 6g essentielle Aminosäuren maximal 20g essentielle Aminosäuren darin mindestens 1-2g Leucin 50-100mg Vitamin C Gelöst in 500 ml Wasser

Möglichkeit 2
20-30g hochglykämische Kohlenhydrate (z.B. Dextrose, Maltodextrin, hochmolekulare Maisstärke) 15-20g Whey-Protein (optimal Hydrolisat oder Isolat) 50-100mg Vitamin C Gelöst in 500 ml Wasser

Praxiserprobter Trainingsbooster
20-30g hochglykämische Kohlenhydrate (z.B. Dextrose, Maltodextrin, hochmolekulare Maisstärke) 3g Arginin 2-3g Tyrosin 200mg Coffein 5g Creatin

Tabelle 5: Möglichkeiten der Nährstoffverteilung in der Vorbereitungsphase und die Zusammensetzung eines in der Praxis erprobten „Trainingsboosters".

3.2.3 Die Trainingsphase

Während der Trainingsphase verhält es sich ähnlich wie während der Vorbereitungsphase: Ihr wird nur wenig oder keine Beachtung geschenkt. Doch auch das kann sich als Fehler herausstellen. Es ist in der Tat so, dass Sportler, die die Nährstoffzufuhr in der Vorbereitungsphase optimiert haben, schon den wichtigsten Teil der Arbeit erledigt haben und nur noch in geringem Ausmaße von einer zusätzlichen Nährstoffzufuhr in der Trainingsphase profitieren. Wer jedoch auch diese Möglichkeit nutzen und perfektionieren möchte, der kann aus dieser Phase weiterhin Profit schlagen. Es muss jedoch erwähnt werden, dass diese Zeitzone interessanter für Personen ist, deren Trainingsprogramm durch ein hohes Volumen und dementsprechend langer Trainingszeit gekennzeichnet ist. Athleten, die ihr Training kurz und intensiv gestallten, was für die meisten Trainierenden, speziell im Natural-Bereich deutliche Vorteile gegenüber sehr voluminösen Trainingseinheiten mit sich bringt, sind in geringerem Maße von einer Nährstoffzufuhr während dem Training abhängig.

Beelen et al. konnten in einer Untersuchung an jungen Männern allerdings feststellen, dass eine Proteinzufuhr bereits während dem Training zu einer gesteigerten Proteinsyntheserate führen kann. Dies führt demnach zu einem verstärkten anabolen Effekt. Fraglich ist hier jedoch nur, inwiefern bzw. wie stark sich dieser Effekt bei einer optimierten Nährstoffzufuhr bereits in der Vorbereitungsphase bemerkbar macht oder ob es hier generell zu einem Summationseffekt kommt.

Diejenigen, die sich jedoch für eine Supplementation während des Trainings entscheiden, sollten auch hier wieder die Kombination von Kohlenhydraten und Proteinen in Erwägung ziehen, da dies auch hier einmal mehr die besten Erfolge aufwies. Dennoch sollte bedacht werden, dass eine unkontrollierte Kohlenhydratzufuhr nur wenige Vorteile mit sich bringt. Speziell beim Einsatz der Nährstoffzufuhr während dem Training sollten gewisse Dinge beachtet werden. Soll die Kohlenhydrat- und Proteinzufuhr während dem Training der Leistungsstabilisierung dienen, so empfiehlt es sich, schon zu Begin der Trainingseinheit mit der Zufuhr zu beginnen. Werden speziell die Kohlenhydrate zu spät zugeführt, also erst mit dem Einsatz der beginnenden Erschöpfung, so kann zwar eine Erhöhung des Glukose- und Insulinspiegels beobachtet werden, eine

Leistungssteigerung scheint jedoch auszubleiben (McCONELL et al., 1996). Auch die Dosierung der Kohlenhydrate muss genau geplant werden. So kann nach Wagenmarkers et al. lediglich 1g oral zugeführte Glukose pro Minute verbrannt werden, was auf die begrenzte Glukoseoxidation der Muskulatur unter Belastung zurückzuführen ist. Somit sollten nicht mehr als 60g Kohlenhydrate pro Stunde unter körperlicher Belastung eingenommen werden. Dies geschieht optimalerweise über eine isotonische Trinklösung. Eine 6%ige Glukose/Maltodextrin-Lösung kann hier empfohlen werden. Somit sollten 60g Maltodextrin in etwa 1000ml Wasser gelöst werden. Da Kraftsportler aber tendenziell einen geringeren Energieverbrauch während Trainingseinheiten aufweisen, im Vergleich zu intensiven Trainingseinheiten leistungsorientierter Ausdauersportler, reichen hier bereits 30g Kohlenhydrate in 500ml Wasser gelöst aus. Zu hoch dosierte Lösungen führen eher zu nachteiliger Wirkung. Hier muss der Magen-Darm-Trakt zur Verdünnung der Kohlenhydratlösung dem Organismus zunächst Flüssigkeit entziehen. Die Kohlenhydrate werden dann vorübergehend im Magen zurückgehalten. Eine optimale Resorption kann nicht gewährleistet werden. Häufig führen zu hoch dosierte Trinklösungen zu Magenschmerzen oder Durchfall.

Durch das Mischen verschiedener unterschiedlicher Zucker, wie z.B. Dextrose und Fruktose, lässt sich die Oxidationsrate bei Bedarf steigern (JENTJENS et al., 2005).

Möglichkeit der Nährstoffzufuhr während des Trainings
30g hochglykämische Kohlenhydrate (z.B. Glukose, Maltodextrin oder hochmolekulare Maisstärke)
10g essentielle Aminosäuren oder 5g BCAAs (alternativ: 10-15g Whey-Protein-Hydrolysat oder -Isolat)

Tabelle 6: Möglichkeit der Nährstoffzufuhr während des Trainings für Kraftsportler.

3.2.4 Die kurzfristige Regenerationsphase

Auch wenn durch die richtige Nährstoffzufuhr in den beiden
vorangegangenen Phasen schon der Grundstein für eine optimierte
Versorgung des Körpers mit Energieträgern und Baustoffen gelegt wurde,
so ist es doch nur die halbe Miete. Um optimal vom Nährstoff-Timing-
Konzept profitieren zu können, gilt es nun die Nährstoffversorgung
innerhalb der ersten Stunden nach dem Training, der kurzfristigen
Regenerationsphase, aufrecht zu erhalten. Hier sollte optimalerweise
unmittelbar nach Beendigung des Trainings begonnen werden. Ziel ist es
zunächst, den während intensiven Trainingseinheiten in einen katabolen
Zustand geratenen Organismus wieder in einen anabolen Zustand zu
versetzen. Wird die Nährstoffzufuhr in der Vorbereitungsphase
übergangen, so gewinnt die Nährstoffzufuhr unmittelbar nach dem Training
deutlich mehr an Bedeutung, da die Cortisolkonzentration im Blut in diesem
Fall stärker erhöht sein wird als mit einer optimierten Nährstoffzufuhr
unmittelbar vor und auch während der Trainingsbelastung.

Der kurzfristigen Regenerationsphase kommen jedoch noch
weitere Aufgaben und Funktionen zu. So kann hier die Regeneration durch
die Auffüllung verbrauchter Glykogenvorräte beschleunigt werden. Diese
Tatsache scheint bei einem kurzen und intensiven Bodybuilding-Training
jedoch nicht von entscheidender Bedeutung zu sein. Bei intensiven
Trainingseinheiten scheint der Körper seine Glykogenspeicher sogar ohne
die Zufuhr von Kohlenhydraten in geringem Maße selbst wieder auffüllen
zu können (MAEHLUM & HERMANSEN, 1978). Grund dürfte hierfür eine
erhöhte Glukoneogeneseaktivität sein. Substrat ist dabei hauptsächlich das
Laktat, welches bei intensiven anaeroben Belastungen im Körper anfällt
(HERMASEN & VAAGE, 1977). Da Bodybuilder und Fitness-Sportler aber
selbst bei verhältnismäßig hohem Trainingsumfang und –volumen selten

die Glykogenspeicher komplett ausnutzen, ist dieser Aspekt jedoch nicht so relevant wie häufig angenommen und somit reichen auch schon vergleichsweise geringe Kohlenhydratmengen aus, um von deren positiven Aspekten zu profitieren. Im Bodybuilding und Kraftsport ist es vielmehr das Insulin, welches von Bedeutung ist. Wie im Kapitel über die Hormone bereits beschrieben, handelt es sich dabei um ein Hormon mit äusserst anabolen Eigenschaften. Insulin ist das am stärksten anabol wirkende Hormon des menschlichen Körpers. Um aus dem „katabolen Loch" einer intensiven Trainingseinheit zu gelangen, ist es nun für die Zielsetzung des optimierten Muskelaufbaus und der beschleunigten Muskelregeneration von großer Bedeutung, dass der „Schalter" zum Anabolismus möglichst schnell mittels Insulin betätigt wird. Doch auch hier muss nun wieder abgewogen werden: Führt man zuviel Kohlenhydrate zu und füllt damit die Muskel- und Leberglykogenspeicher zu stark wieder auf, so kommt es unter Umständen zu einer Aktivitätsabnahme im Fettstoffwechsel. Ein gut funktionierender Fettstoffwechsel kann jedoch beim Fettabbau behilflich sein. Ebenso kommt es durch eine Verbesserung der Fettnutzung zur Energiebereitstellung zusätzlich zu einem Glykogenspareffekt. Das bedeutet, der Körper versucht einen Großteil der Energie über die Oxidation von Fettsäuren zu decken, um die ihm zur Verfügung stehenden Kohlenhydrate für intensive Belastungen aufzubewahren. Diese physiologische Eigenschaft, kann man sich durch gezielte Ernährungsstrategien, insbesondere durch die zyklische Zufuhr von Kohlenhydraten, was zu einem späteren Zeitpunkt noch genauer beschrieben wird, zu Nutze machen. Umgekehrt gilt, dass ein Organismus, der sich nicht auf die Energienutzung aus Fettsäuren spezialisiert und adaptiert hat, bei starker Kohlenhydratzufuhr und dementsprechend stark gefüllten Muskelglykogenspeichern, diese zuerst nutzt um Energie zu gewinnen. Das wiederum hemmt die Fettverbrennung (WEE et al., 2005).

Dauerhaft gefüllte Glykogenspeicher können demnach für Personen, die an einem möglichst fettarmen Aufbau von Muskelgewebe interessiert sind, sogar eher als kontraproduktiv eingestuft werden. Um dennoch von den anabolen Eigenschaften des Insulins profitieren zu können, ohne dabei Unmengen an Kohlenhydraten konsumieren zu müssen, muss sowohl Timing als auch Nährstoffzufuhr optimal aufeinander abgestimmt werden.

So konnten Ivy et al. feststellen, dass die höchste Glykogensyntheserate innerhalb der ersten beiden Stunden nach Beendigung einer Trainingsbelastung beobachtet werden kann. Die Insulinsensibilität der Zelle, also die Aufnahmefähigkeit für Glukose, ist unmittelbar nach körperlicher Belastung erhöht (RICHTER et al., 1989). Die Angst, nach dem Training zugeführte Kohlenhydrate könnten in Form von Triglyceriden im Fettgewebe gespeichert werden, ist hier unberechtigt. Neben Insulin aktiviert sportliches Training selbst, den Einbau von GLUT-4 in die Zellwände, was in Abbildung 3 schon verdeutlicht wurde, und darauf hindeutet, dass die Zellen zur Glukoseaufnahme befähigt sind.

Diesen Erkenntnissen nach kann nun die erste Schlussfolgerung für die kurzfristige Regenerationsphase lauten, dass der Großteil der zugeführten Nahrungskohlenhydrate innerhalb der ersten beiden Stunden nach der Trainingsbelastung zugeführt werden sollte. Die Menge hängt nun von Zielsetzung und individueller Kohlenhydrattoleranz ab.

Um jedoch verstärkten Nutzen aus der Insulinausschüttung nach dem Training ziehen zu können, ist es nach Zawadzki et al., van Loon et al. und Ivy et al. sinnvoll, die zugeführten Kohlenhydrate mit Proteinen zu kombinieren. Diese Kombination führte in deren Untersuchungen zu stärkeren Insulinreaktionen als isoliert zugeführte Kohlenhydrate. Das Insulin ist neben der Unterstützung der Glykogeneinlagerung zusätzlich hilfreich beim Einschleusen von Aminosäuren in die Muskelzelle und somit bei der Bereitstellung von Baustoffen für den Aufbau neuer Proteinstrukturen.

Die Neusynthese dieser Proteinstrukturen, in diesem Fall der Aufbau von neuem Muskelgewebe, muss jedoch die Proteinabbaurate übersteigen, um letztlich eine positive Proteinbilanz zu erreichen. Darunter wird verstanden, dass mehr Proteinstrukturen aufgebaut werden, als dass bestimmte Proteinstrukturen abgebaut werden. Während intensiven Trainingseinheiten kommt es parallel zu einer Steigerung der Proteinsyntheserate jedoch auch zu einer Erhöhung der Proteinabbaurate, wie Biolo et al. feststellen konnten. Die Proteinabbaurate ist zunächst höher als die Syntheserate an Proteinen und der Körper befindet sich nach einer Trainingseinheit zunächst in einer negativen Proteinbilanz. Ohne Nährstoffzufuhr sinkt die Proteinabbaurate jedoch schneller auf ein basales Level ab, als die Proteinsyntheserate (PHILIPS et al., 1993). Es kommt also auch vollkommen ohne Nährstoffzufuhr nach einer gewissen Zeit zu einer positiven Proteinbilanz. Je schneller dies jedoch geschieht, desto besser.

Um diesen Zustand der positiven Proteinbilanz zu erreichen können nun prinzipiell drei Wege eingeleitet werden: Die erste der drei Möglichkeiten besteht darin, die Proteinsyntheserate zunächst über das Normalmaß hinaus zu steigern, um somit den Proteinabbau zu übertreffen. Die zweite Möglichkeit ist jene, die Proteinabbaurate in möglichst hohem Umfang zu vermindern, ohne dabei direkten Einfluss auf die Proteinsynthese auszuüben. Die dritte, letzte und potenteste Möglichkeit besteht darin, die beiden ersten Strategien zu verbinden und die Proteinsyntheserate zu steigern und parallel dazu die Proteinabbaurate zu minimieren.

Entscheidend für die Steigerung der Proteinsyntheserate selbst, ist nach Tipton et al. alleine die Verfügbarkeit essentieller Aminosäuren. Wer also den Weg über Möglichkeit 1 beschreiten möchte, der sollte unmittelbar nach Belastungsende freie essentielle Aminosäuren, ein Proteinhydrolysat oder ein schnellverfügbares Protein, wie z.B. Whey-Protein zuführen. Wer bereits vor dem Training die Nährstoffzufuhr in der Vorbereitungsphase oder auch in der Trainingsphase beachtet hat, der kann hier auch mit einem langsamverdaulichen Protein arbeiten. Die Zufuhr freier Aminosäuren oder leichtverdaulicher Proteine vor und während dem Training und die Zufuhr langsamverdaulicher Proteine nach dem Training, in Form von Casein oder einer Mischung aus Whey-Protein und Casein, wie sie in Milchproteinen zu finden ist, führt zu einer langfristigen Versorgung der Muskulatur mit Aminosäuren. Auch wenn häufig die Verwendung von reinem Whey-Protein nach dem Training empfohlen wird, so lässt sich diese Aussage wissenschaftlich nicht stützen. Tipton et al. untersuchten den Effekt verschiedener Proteinarten auf den Einfluss muskelanaboler Wirkungen. Dabei konnte kein Unterschied zwischen der Zufuhr von Whey-Protein und Casein festgestellt werden. Boirie et al. konnten dagegen zeigen, dass Whey-Protein zwar im Stande ist, die Proteinsynthese in stärkerem Ausmaß anzuregen als Casein, Casein jedoch den Proteinabbau stärker vermindert als Whey-Protein. Ein weiterer Zuspruch für die Praxis, ein Gemisch aus Whey-Protein und Casein nach dem Training zuzuführen. Wie bereits angesprochen kommt diese Kombination in der Natur vor allem in Milch vor. Wer auf die Zufuhr eines Mehrkomponetenproteins in Form von Nahrungsergänzungen nach dem Training verzichten möchte, der kann ebenso fettarme oder entrahmte Milch verwenden. Vollmilch scheint hier nicht optimal zu sein, da der hohe Fettanteil, welcher sich durch den Verzehr größerer Milchmengen ergibt, die Magenverweildauer verlängert und somit das Auftauchen der ersten Aminosäuren der Milch im Blut hinausgezögert wird.

Möglichkeit 2, die Hemmung der Proteinabbaurate, erfolgt durch die isolierte Zufuhr hochglykämischer Kohlenhydraten. Nach Roy et al.

kann dadurch der Eiweißabbau gesenkt werden, der Einfluss auf die Proteinsynthese ist jedoch minimal. Hieraus kann abgeleitet werden, dass Kohlenhydrate im Sinne der Stimulierung der Proteinsynthese nicht notwendig sind!

Diese zweite Möglichkeit sollte jedoch vermieden werden, da hier langfristig die Baustoffe für neues Muskelgewebe fehlen oder unzureichend geliefert werden. Möglichkeit 1 ist Möglichkeit 2 somit überlegen. In beiden Fällen kommt es zwar zu einer positiven Proteinbilanz, jedoch liefert nur Möglichkeit 1 ausreichend Substrate für den Muskelaufbau.

Möglichkeit 3 befasst sich mit der gezielten Kombination der ersten beiden Vorgehensweisen. Hier werden hochglykämische Kohlenhydrate mit Proteinen ergänzt. Dadurch lässt sich sowohl eine rasche Reduzierung des belastungsinduzierten Proteinabbaus erreichen, als auch parallel dazu eine Steigerung und Stimulierung der Muskelproteinsynthese. Dadurch kommt es zu einem Summationseffekt der jeweils positiven Eigenschaften der Einzelvarianten. Verstärken lässt sich dieser Effekt nach Koopman et al. durch die zusätzliche Gabe der freien Aminosäure Leucin. Im Vergleich zur alleinigen Kohlenhydratzufuhr, wie auch zur Kombination intakter vollständiger Proteine und Kohlenhydraten, hatte die Mixtur vollständiger Proteine mit Kohlenhydraten und Leucin den stärksten Einfluss in Bezug auf eine positive Proteinbilanz, durch die größtmögliche Minderung der Proteinabbaurate und der Stimulierung der Proteinsyntheserate. Auch Athleten, die eine geringe Toleranz gegenüber Kohlenhydraten aufweisen oder eine hohe Kohlenhydratzufuhr aus verschiedenen Gründen kategorisch ablehnen, können von Leucin profitieren. So konnten Kalegeropoulou et al. in einer Untersuchung aus dem Jahr 2008 zeigen, dass Kohlenhydrate und Leucin synergistische Wirkungen im Hinblick auf eine Insulinausschüttung ausüben. Die Zugabe von Leucin zu einer Kohlenhydratquelle konnte die Insulinsekretion um bis zu 66% steigern im

Vergleich zur Insulinsekretion der Kohlenhydrate ohne Leucin. Auf die Praxis übertragen bedeutet das, dass selbst geringe Mengen Kohlenhydrate in Verbindung mit der freien Aminosäure Leucin ausreichend sind, um eine starke Insulinantwort zu provozieren. Selbst bei kohlenhydratarmer Ernährung kann dadurch die anabole Insulinwirkung nach Trainingseinheiten verstärkt ausgenutzt werden. Übertragen auf die bereits vorgestellten Möglichkeiten würde dies bedeuten, Möglichkeit 3 mit Überwiegendem Einsatz von Möglichkeit 1 und zurückgedrängter Strategie von Möglichkeit 2 anzuwenden.

Möglichkeit 1	Möglichkeit 2	Möglichkeit 3
nur Protein	Nur Kohlenhydrate	Protein + Kohlenhydrate
Mischung aus Whey-Protein und Casein	hochglykämische Kohlenhydrate wie Dextrose oder Maltodextrin	Mischung aus M1 und M2 mit eventueller Zugabe der freien Aminosäure Leucin

Tabelle 7: Zufuhr-Strategien unterschiedlicher Nährstoffkombinationen während der kurzfristigen Regenerationsphase.

Zu klären bleibt nun noch, welcher Stoffwechseltyp welcher Strategie der Nährstoffzufuhr nach dem Training den Vorzug geben sollte. Da eine komplette Stoffwechseltypisierung jedoch nicht möglich ist, muss auch hier wie sooft experimentiert werden. Im Nachfolgenden werden jedoch einige Körpertypen und Zielsetzungen mit den jeweiligen Nährstoffzufuhrempfehlungen besprochen.

Der Stoffwechseltyp mit geringer Kohlenhydrattoleranz:

Ziel: Muskelaufbau

Personen, die bei einer hohen Kohlenhydratzufuhr generell zu verstärktem Fettansatz neigen, oder aber auf den Konsum von kohlenhydratreichen Mahlzeiten mit Müdigkeit oder Heißhungerattacken reagieren, sollten die Kohlenhydratzufuhr in der kurzfristigen Regenerationsphase auf den Zeitpunkt unmittelbar nach Belastungsende einer Trainingseinheit beschränken. Als Zufuhrmenge können 40-50g oder 0,5g/kg KG hochglykämische Kohlenhydrate zur Orientierung dienen. Zur Verstärkung des Effekts auf die muskelanabole Wirkung, können hier 3-5g Leucin hinzugefügt werden. Bei stark kohlenhydratreduzierter Ernährungsweise kann die Kohlenhydratmenge auch auf etwa 25g hochglykämischer Kohlenhydrate reduziert werden, jedoch ist speziell hier der zusätzliche Einsatz von Leucin empfehlenswert.

Unabhängig von der gewählten Kohlenhydratmenge sollte stets Protein nach dem Training konsumiert werden. 0,3-0,5g Protein pro kg Körpergewicht können hier empfohlen werden. Sportler mit geringem Fettanteil und hohem Muskelgehalt können hier 0,5g/kg KG verwenden, während Sportler mit höherem Fett- und geringerem Muskelanteil 0,3g/kg KG wählen sollten.

Endomorph	V-Phase	T-Phase	KR-Phase 1	KR-Phase 2
Muskelaufbau	KH + EAA	KH + EAA	KH + MKP	P
Fettabbau	KH + EAA	(KH + EAA)	MKP	P

Tabelle 8: Nährstoffempfehlungen für den endomorphen Stoffwechseltyp.; V-Phase=Vorbereitungsphase; T-Phase=Trainingsphase; KR-Phase 1=unmittelbar nach dem Training; KR-Phase 2=1-3 Std nach dem Training; KH=Kohlenhydrate; EAA=essentielle Aminosäuren; MKP=Mehrkomponentenprotein; P=Protein.

<u>Der Stoffwechseltyp mit geringer Kohlenhydrattoleranz:</u>

Ziel: Fettabbau

Wessen Ziel die Maximierung des Fettabbaus ist, der sollte auf eine Kohlenhydratzufuhr während der kurzfristigen Regenerationsphase verzichten. Für diese Personen eignet sich eine reine Proteinzufuhr von 0,3-0,5g/g kg KG am Besten. Die Zufuhrmenge des Proteins richtet sich wie im Abschnitt zuvor beschrieben, nach der individuellen Körperzusammensetzung. Die zusätzliche Zufuhr von Leucin zur verstärkten Stimulierung der Proteinsynthese scheint nach Tipton et al. bei reiner Proteinzufuhr keine nennenswerten Vorteile mit sich zu bringen. Nach Miller et al. scheint sich der Verzicht von Kohlenhydraten nach körperlicher Belastung jedoch positiv auf die Ausschüttung des Somatotropins und des Glukagons auszuwirken. Beides Hormone, welche starke lipolytische, also fettfreisetzende Wirkungen, aufweisen.

<u>Der Stoffwechseltyp mit moderater bis guter Kohlenhydrattoleranz:</u>

Ziel: Muskelaufbau

Dieser Stoffwechseltyp entspricht in etwa dem des Mesomorphen und dessen Mischformen. Besitzt eine Person eine subjektiv gute Kohlenhydrattoleranz, setzt also nur wenig Fettgewebe durch den Verzehr von Kohlenhydraten an und reagiert im Allgemeinen nur schwach mit Müdigkeit oder Heißhungersymptomatik in Folge kohlenhydratreicher Mahlzeiten, so tendiert diese Person eher in Richtung des ektomorphen Stoffwechseltypus. Ist das Muskelbildungsvermögen hingegen gut, größere Kohlenhydratmengen können jedoch nur mäßig toleriert werden, was sich in verstärktem Fettansatz im Bauch- und Hüftbereich bemerkbar macht, so lässt sich dagegen eher ein mesomorpher Stoffwechseltyp mit Tendenz zum endomorphen Stoffwechseltyp beobachten.

Athleten mit eher mesomorpher Veranlagung sollten etwa 50g hochglykämische Kohlenhydrate unmittelbar nach dem Training verzehren. Auch die Zufuhr von Leucin kann ergänzend empfohlen werden. Die Proteinzufuhr richtet sich auch hier nach der jeweiligen Körperzusammensetzung und sollte sich im Bereich 0,3-0,5g/kg KG bewegen. Je nach Kohlenhydrattoleranz kann eine weitere Kohlenhydratzufuhr innerhalb der kurzfristigen Regenerationsphase und somit innerhalb der ersten 2-3 Stunden nach dem Ende einer Trainingseinheit erfolgen. In dieser Mahlzeit sollten vollständige Proteine und eine geringe Menge hochwertiger Fettsäuren enthalten sein. Die Kohlenhydratmenge sollte hier im Bereich 0,5-1g/kg KG betragen. Kohlenhydratquellen mit niedriger bis mittlerer glykämischen Ladung sollten hier bevorzugt werden.

Mesomorph	V-Phase	T-Phase	KR-Phase 1	KR-Phase 2
Muskelaufbau	KH + EAA	KH + EAA	KH + MKP	KH + P
Fettabbau	KH + EAA	(KH + EAA)	KH + MKP	P

Tabelle 9: Nährstoffempfehlungen für den mesomorphen Stoffwechseltyp.; V-Phase=Vorbereitungsphase; T-Phase=Trainingsphase; KR-Phase 1=unmittelbar nach dem Training; KR-Phase 2=1-3 Std nach dem Training; KH=Kohlenhydrate; EAA=essentielle Aminosäuren; MKP=Mehrkomponentenprotein; P=Protein.

Der Stoffwechseltyp mit moderater bis guter Kohlenhydrattoleranz:

Ziel: Fettabbau

Mesomorphe Stoffwechseltypen mit dem Ziel des Körperfettabbaus können entweder der Strategie des Verzichts der Kohlenhydratzufuhr nach dem

Training folgen und lediglich 0,3-0,5g Protein pro kg KG zuführen, oder aber eine geringe Menge an Kohlenhydraten von ca. 25-50g oder 0,3-0,5g/kg KG zum Protein hinzufügen. Der Einsatz von zusätzlichem Leucin kann empfohlen werden. Auf eine weitere kohlenhydrathaltige Mahlzeit innerhalb der kurzfristigen Regenerationsphase sollte verzichtet werden. Ausnahme bildet der Konsum von Obst in Kombination mit einer langsamverdaulichen Proteinquelle, wie etwa Quark oder Fleisch.

Der Stoffwechseltyp mit guter bis sehr guter Kohlenhydrattoleranz:
Ziel: Muskelaufbau

Diese Art von Athlet entspricht dem ektomorphen Stoffwechseltyp. Sportler, die sich hier hinzuzählen, sollten unmittelbar nach dem Training ca. 1g hochglykämische Kohlenhydrate pro kg KG konsumieren und weitere 1-2g pro kg KG innerhalb der drei Folgestunden. Auch hier gelten die Selben Richtlinien der Proteinzufuhr, wie auch schon bei den beiden vorausgegangenen Stoffwechseltypen beschrieben wurde. Der zusätzliche Einsatz von Leucin kann als sinnvoll erachtet werden.

Der Stoffwechseltyp mit moderater bis guter Kohlenhydrattoleranz:
Ziel: Fettabbau

Selbst beim Fettabbau muss dieser Stoffwechseltyp kaum Änderungen vornehmen. Die Nährstoffzufuhr unmittelbar nach dem Training bleibt unangetastet. Die weitere Kohlenhydratzufuhr in der kurzfristigen Regenerationsphase wird auf 1g Kohlenhydrate pro kg KG mit niedriger glykämischer Ladung berechnet.

Ektomorph	V-Phase	T-Phase	KR-Phase 1	KR-Phase 2
Muskelaufbau	KH + EAA	KH + EAA	KH + MKP	KH + P
Fettabbau	KH + EAA	(KH + EAA)	KH + MKP	KH + P

Tabelle 10: Nährstoffempfehlungen für den ektomorphen Stoffwechseltyp.; V-Phase=Vorbereitungsphase; T-Phase=Trainingsphase; KR-Phase 1=unmittelbar nach dem Training; KR-Phase 2=1-3 Std nach dem Training; KH=Kohlenhydrate; EAA=essentielle Aminosäuren; MKP=Mehrkomponentenprotein; P=Protein.

3.2.5 Die langfristige Regenerationsphase

Die langfristige Regenerationsphase beginnt mit dem Ende der kurzfristigen Regenerationsphase. Je nach dem welchem Stoffwechseltyp Sie angehören oder welche Zielsetzung Sie verfolgen, ist dieser Teil der Tagesernährung länger oder kürzer. Ziel der langfristigen Regenerationsphase ist es nun, dem Körper bis zur nächsten Trainingseinheit genügend Baustoffe und Energie, sowie lebenswichtige Mikronährstoffe zu liefern, den Stoffwechsel aktiv zu halten und gleichzeitig den Fettstoffwechsel zu trainieren. Während dieser Zeit werden keine bzw. kaum Kohlenhydrate konsumiert. Die einzigen Kohlenhydratquellen die hier zum Einsatz kommen, sind Obst, Gemüse, Milchprodukte und Nüsse, und weisen somit allesamt eine sehr niedrige glykämische Ladung auf. Dadurch soll nicht nur die Fettverbrennung des Organismus nicht gestört, sondern vielmehr das hormonelle Umfeld des Körpers auf Fettverbrennung „getrimmt" werden. Einzige Ausnahme stellen Hardgainer, die Sportler mit ektomorphem Stoffwechseltyp, dar. Diese Personen profitieren meist von einer weiteren Kohlenhydratgabe am frühen Morgen, worauf jedoch später noch detaillierter eingegangen wird.

Wird der Kohlenhydratanteil der Ernährung jedoch reduziert, wie es während der langfristigen Regenerationsphase geschieht, so entsteht zunächst ein Energiedefizit welches ausgeglichen werden muss. Hierfür stehen in der Ernährung zwei weitere Energieträger zur Verfügung. Proteine und Fette. Da Proteine jedoch vornehmlich als Baustoffe und nicht als Energielieferanten dienen, und diese Funktion auch so beibehalten werden sollte, bleibt letztlich als Ersatz für die durch Kohlenhydrate reduzierte Energie nur das Nahrungsfett, welches nun drastisch erhöht werden muss. Diese Erhöhung des Fettanteils über die Ernährung bringt einige positive Eigenschaften mit sich. So beschreibt DiPasquale, dass es durch die Zufuhr fettreicher Nahrungsmittel bei gleichzeitiger Reduktion des Nahrungskohlenhydratanteils zu einem Anstieg fettfreisetzender und einem Rückgang fetteinlagernder Enzyme kommt und freie Fettsäuren dadurch auf Dauer zur Hauptenergiequelle des Körpers werden. Burke et al. als auch Kather et al. kamen zu dem gleichen Ergebnis. In einem Versuch an normalgewichtigen Personen konnte eine erhöhte lipolytische Aktivität in der Gruppe mit fettreicher Diätführung beobachtet werden. Johnstone et al. konnten zusätzlich einen signifikant höheren Gewichtsverlust, zusammen mit einem geminderten Hunger und Appetit, bei fettreicher und kohlenhydratarmer Ernährung beobachten im Vergleich zu einer kohlenhydratreicher ernährten Testgruppe. Hinzu kommen gesundheitspositive Eigenschaften, wie etwa der Anstieg des gefäßschützenden HDL-Cholesterins oder die Reduzierung der Plasmatriglyzeridspiegel bei Personen die eine ketogene Diät durchführten (YANCY et al., 2004). Diese Veränderungen sind laut Volek et al. auch bei nur kurzfristiger Anwendung ketogener Ernährungsformen zu beobachten. Daily und Cha berichten sogar von einer körperfettreduzierenden Wirkung einer ketogenen Diät bei isokalorischer Kostführung, also ausgeglichener Energiebilanz. Dies würde bedeuten, dass durch eine kohlenhydratreduzierte Ernährung langfristig eine Veränderung der Körperzusammensetzung zu beobachten sein müsste, ohne dabei auf die oft empfohlenen „Masse-," und „Definitionsphasen" zurückgreifen zu müssen, oder diese nur in schwachem Ausmaß von Bedeutung sind.

Der Grund hierfür ist in der hormonellen Veränderung des Körpers unter fettproteinbetonter Ernährung zu finden. Volek et al. beobachteten einen Anstieg der Menge an freiem Testosteron im Blut und einer Plasmaspiegelerhöhung an T4 unter streng kohlenhydratarmer Ernährung. In Kombination mit einem niedrigen Blutzuckerspiegel und damit einem ebenfalls niedrigen Insulinspiegel im Blut, ergibt sich ein optimales hormonelles Milieu für fettkatabole und muskelanabole Prozesse. Auch Dorgan et al. kamen zu dem Ergebnis, dass eine Ernährung mit erhöhtem Fettkonsum beim Mann den Testosteronspiegel zu steigern und den Östrogenspiegel zu senken vermag. Wang hingegen konnte zeigen, dass eine reduzierte Nahrungsfettzufuhr zu einem Absinken des körpereigenen Testosteronspiegels führen kann. Da es sich beim LOGISCH-ERNÄHREN-BODY-SYSTEM jedoch nicht um eine streng ketogene Ernährungsführung handelt, ist die Studie um Johnston et al. besonders interessant. Die Ergebnisse aus dieser Untersuchung konnten zeigen, dass eine ketogene Ernährungsweise nicht nötig ist, um von den bereits aufgezählten positiven Eigenschaften profitieren zu können, sondern eine Reduktion der Nahrungskohlenhydrate bei gleichzeitiger Erhöhung des Protein- und speziell des Fettanteils, schon ausreichend zu sein scheint. Das wiederum ermöglicht das problemlose Integrieren von Obst und Gemüse in die alltägliche Ernährung, ohne dass Einschränkungen in der Effizienz der Ernährungsstrategie zu erwarten sind. Als Richtwert kann jedoch gelten, je drastischer die Senkung des Kohlenhydratanteils der Ernährung und einer einhergehenden Erhöhung des Protein- und Fettanteils, desto stärker auch die jeweiligen Wirkungen. Die genauen Funktionsmechanismen einer kohlenhydratreduzierten Ernährung werden im Kapitel

„Stoffwechselanpassungen bei kohlenhydratreduzierter Ernährung" noch genauer beschrieben.

Strittig und viel diskutiert ist noch immer die Frage nach der Leistungsfähigkeit unter kohlenhydratarmer Kost. Die meisten wissenschaftlichen Untersuchungen beziehen sich bei dieser Frage in erster Linie auf den intensiven Ausdauersport, der jedoch nicht mit den Leistungsanforderungen des Kraftsportes verglichen werden kann. Was jedoch klar scheint ist, dass eine bloße Erhöhung des Kohlenhydratanteils der täglichen Ernährung nicht zwangsweise zu einer verbesserten Leistungsfähigkeit im Kraftbereich führen muss, wie in einer Studie von Hatfield et al., in der Probanden Kniebeugen absolvieren mussten, deutlich wurde. Zwar erhielten die Probanden eine Ernährung mit 4,4g Kohlenhydraten pro kg KG und man kann somit eher von einer Ernährung mit moderatem Kohlenhydratanteil sprechen, als von einer kohlenhydratreduzierten Ernährung, jedoch brachte eine einfache Erhöhung des Nahrungskohlenhydratanteils keine weiteren Leistungssteigerungen.

Beim Einsatz des LOGISCH-ERNÄHREN-BODY-SYSTEMS wird die Kohlenhydratzufuhr an den jeweiligen Stoffwechseltyp angepasst, sodass letztlich auf Dauer keine Leistungseinbrüche zu erwarten sind. Da Belastungen oberhalb 65% der VO2max jedoch hauptsächlich über Kohlenhydratenergie gedeckt werden und Krafttraining eine anaerobe Belastung darstellt, scheint es für Sportler die sich für eine streng kohlenhydratarme Ernährung entscheiden sinnvoll, einen so genannten Ladetag einzubauen, wie er im Abschnitt „Erweiterte Strategien der Ernährungsplanung" beschrieben wird.

Übergreifend auf die Praxis lässt sich nun ableiten, dass die langfristige Regenerationsphase auch gleichzeitig als die „Fettverbrennungsphase" bezeichnet werden kann. Durch den niedrigen

Insulinspiegel kommt es zu einem Anstieg u.a. des Glukagon, welches, wie schon mehrmals angedeutet, wichtige Eigenschaften der Fettfreisetzung übernimmt. Neben dem Herabsetzen des Nahrungskohlenhydratanteils sollte der Nahrungsfettanteil mindestens auf 30-40% der zugeführten Nahrungsenergie gesteigert werden. Eine Zufuhr unterhalb einer Zufuhrmenge von 25-30% der Gesamtkalorienzufuhr kann, wie oben beschrieben, zu einem Absinken des körpereigenen Testosteronspiegels führen. Generell sollte jedoch das Nahrungsfett die fehlende Energie, welche mit einer Kohlenhydratrestriktion während der langfristigen Regenerationsphase einhergeht, ersetzen - letztlich unabhängig von prozentualen Verhältnissen!

Ein weiterer wichtiger Punkt während der langfristigen Regenerationsphase stellt die Höhe der Proteinzufuhr dar. Speziell im Bereich Fitness-, Bodybuilding- und Kraftsport herrscht hier noch immer die „Je mehr, desto besser"- Auffassung. Wissenschaftlich kann dies jedoch so nicht gestützt werden. Zwar ist ein erhöhter Proteinbedarf beim Kraftsportler zu beobachten und eine erhöhte Proteinzufuhr in mehrerlei Hinsicht als positiv zu betrachten, jedoch können diese Aspekte nur bis zu einem gewissen Punkt bestätigt werden. Eine überproportionale Steigerung der Muskelmasse lässt sich durch eine verstärkte Proteinbetonung über die Ernährung nach Lemon et al. nicht erreichen. Zwar konnten Campbell et al. einen Anstieg der Proteinsyntheserate durch die bloße Steigerung der Proteinzufuhr beobachten, mit Zunahme der Proteinzufuhr konnte jedoch auch eine Zunahme der Proteinoxidation festgestellt werden (TARNOPOLSKY et al., 1992). Diese Zunahme der Proteinoxidation findet bereits ab einer Proteinzufuhrmenge von über 1,6g pro Kilogramm Körpergewicht statt. Forslund et al. konnten dagegen zeigen, dass es nach dem Konsum von 2,5g Protein pro kg KG zu einer verstärkten Fettoxidation bei moderater körperlicher Belastung kommen kann. Ab einer

Proteinzufuhr von etwa 1,5g pro Kilogramm Körpergewicht scheinen sich für den Kraftsportler positive Effekte einzustellen, wie z.B., laut Piatti et al., die Erhöhung der körpereigenen IGF-1-Ausschüttung.

Letztlich lässt sich sagen, dass Proteinmengen, wie bereits im Kapitel über die Makronährstoffe näher beschrieben, bis zu einer Zufuhrmenge von 3g pro Kilogramm Körpergewicht, in Bezug auf die Gesundheit als unbedenklich eingestuft werden können. Zufuhrmengen von 2-2,5g pro Kilogramm Körpergewicht sind jedoch als mehr als ausreichend, wenn es um den Erhalt oder Aufbau neuer Muskelsubstanz geht.

Individuelle Anpassungen der langfristigen Regenerationsphase

Wie bereits beschrieben sollte die langfristige Regenerationsphase zwar möglichst kohlenhydratarm bzw. ohne große Insulinschwankungen gestaltet werden, speziell ektomorphe Stoffwechseltypen, also diejenigen, mit guter Kohlenhydrattoleranz, profitieren jedoch häufig von einer weiteren Kohlenhydratgabe. Daher wird die langfristige Regenerationsphase weiterhin in eine „sensible Zone" und eine „resistente Zone" unterteilt. Die „sensible Zone" deckt dabei die frühen Morgenstunden ab. Sportler mit guter Kohlenhydrattoleranz können also eine weitere Kohlenhydratgabe zum Frühstück einplanen. Auch all diejenigen, die den puren Masseaufbau als Ziel haben, können hier eine weitere Portion Kohlenhydrate in die tägliche Ernährung einfügen. Es sollte jedoch bedacht werden, dass mit zunehmender Kohlenhydratmenge in der Ernährung, auch die positiven Effekte einer kohlenhydratarmen Ernährung verloren gehen und es unter Umständen bei Personen mit schwacher Kohlenhydrattoleranz zu einem verstärkten Fettansatz aufgrund der erhöhten Kohlenhydratmenge kommen kann. Die individuelle Zufuhrmenge muss jedoch selbst herausgefunden werden. Weiterhin nicht zu vergessen ist, dass die Fettzufuhr bei steigender Kohlenhydratzufuhr ebenfalls gedrosselt werden sollte! Eine reine Erhöhung der Nahrungskohlenhydrate ohne Einschränkung der Fettzufuhr führt ansonsten zu einer schnell und stark ansteigenden Gesamtkalorienbilanz. Die Kombination hoher Fett- und Kohlenhydrat- und Kalorienmenge begünstigt den Körperfettzuwachs somit noch stärker, als dies bei der reinen Fett-Kohlenhydrat-Kombination sowieso, rein theoretisch, schon möglich wäre. Als Richtwert der Kohlenhydratzufuhr während der langfristigen Regenerationsphase gilt: So wenig Kohlenhydrate wie möglich aber dennoch so viel wie nötig! Gemüse sollte von diesem Leitsatz jedoch ausgenommen werden. Hier ist der Konsum nicht begrenzt. Auch Obst kann in Mengen von 1-2 Portionen über den Tag hin verteilt konsumiert werden. Für die Obstzufuhr eignet sich auch hier wieder das Frühstück. Eine weitere Portion sollte in der kurzfristigen Regenerationsphase konsumiert werden.

3.2.5.1 Zusammenfassung der Ernährungsempfehlungen

Zusammenfassend lässt sich sagen, dass das LOGISCH-ERNÄHREN-BODY-SYSTEM ein flexibles System der Ernährungsgestaltung darstellt. Je nach Stoffwechseltyp und Kohlenhydrattoleranz werden unterschiedliche Wege eingeschlagen. Was jedoch all diese Wege gemeinsam haben, ist der Aufbau der Tagesernährung in verschiedene Phasen. Während sich die Vorbereitungs- und Trainingsphase unabhängig vom Stoffwechseltyp nur relativ geringfügig unterscheiden, treten wesentliche Unterschiede im Bereich der kurzfristigen und langfristigen Regenerationsphase auf. Hier werden verschiedene bereits bestehende Ernährungsempfehlungen und Ernährungsweisen kombiniert. Während Personen mit guter Kohlenhydrattoleranz auf Ihren Workout-Shake, innerhalb der folgenden 2-3 Stunden eine Mahlzeit nach DGE-Richtlinien folgen lassen, also sehr kohlenhydratreich, mit moderatem Protein- und Fettanteil und anschließend zu einer LOGI-Ernährung während der langfristigen Regenerationsphase wechseln, demnach eine kohlenhydratarme und fettproteinbetonte Ernährung mit erhöhtem Gemüse- und Ballaststoffanteil wechseln, gestalten Personen mit moderater Kohlenhydrattoleranz ihre Mahlzeit nach dem Workout-Shake eher nach den Regeln der Zone-Diet©. Dies bedeutet, einen moderaten Kohlenhydratanteil mit hohem Ballaststoffgehalt, kombiniert mit hochwertigen Fettsäuren und Proteinen. Anschließend sollte auch diese Personengruppe zur LOGI-Ernährung wechseln. Sportler mit schlechter Kohlenhydrattoleranz haben möglicherweise bereits Einschränkungen im Workout-Shake und wechseln mit der Folgemahlzeit direkt zur LOGI-Ernährung. Sind selbst hier keine Fortschritte zu beobachten, muss gegebenenfalls auf eine ketogene Ernährung gewechselt werden, welche im Groben der populären Atkins-Diät ähnelt.

Was jedoch immer und für jeden Einzelnen zu beachten ist, ist die Auswahl frischer und hochwertiger, möglichst unbehandelter, Lebensmittel. Stark verarbeitete Nahrungsmittel gilt es nur in geringem Ausmaß zu konsumieren oder besser komplett zu meiden. Die folgende Auflistung soll beim Einkauf und der Gestaltung des eigenen Ernährungsplanes behilflich sein.

Protein	Kohlenhydrate	Fett
Fleisch/Geflügel	Obst und Gemüse	Rapsöl
Fisch	Vollkornprodukte	Olivenöl
Eier	Naturreis	Leinöl
Milchprodukte	Kartoffeln	Nussöle
Tofu	Haferflocken	Nüsse
Nüsse	ungezuckertes Müsli	Fischfett
Gemüsesorten	Nudeln	Leinsamen (geschrotet)

Tabelle 11: Empfehlenswerte Nahrungsmittelauswahl.

107

3.3 Erweiterte Strategien der Ernährungsplanung

Wie bereits beschrieben, kann die zuvor erläuterte Ernährungsstrategie durch zusätzliche gezielte Maßnahmen erweitert werden. An dieser Stelle soll nun verstärkt auf streng kohlenhydratarme Ernährung zum Fettabbau, wie auch zum Muskelaufbau eingegangen werden. Hierzu ist es notwendig zu erkennen, was im Stoffwechsel bei fettproteinbetonter Kostform genau passiert.

3.3.1 Stoffwechselanpassung an kohlenhydratreduzierte Ernährung

Bedenkt man, dass es einige Organe im Körper gibt, die auf eine Kohlenhydratzufuhr angewiesen sind, Kohlenhydrate jedoch keine essentiellen Nährstoffe darstellen, so wird schnell klar, dass es bei einer Kohlenhydratausschlussdiät oder im Fastenzustand zu einer Veränderung der Stoffwechsellage im Organismus kommen muss. Diese Umstellung ist umso gravierender, je kohlenhydratbetonter die bisherige Basisernährung eines Sportlers ausfällt. Konsumiert eine Person beispielsweise 60% der zugeführten Energie über die Zufuhr von Kohlenhydraten, wie es auch von offizieller Seite häufig empfohlen wird, ist davon auszugehen, dass sich der Körper stark auf den Kohlenhydratstoffwechsel „spezialisiert" hat. Das heißt, der Organismus zieht überwiegend Kohlenhydrate zur Energiebereitstellung heran. Fett- und Proteinstoffwechsel werden, zumindest zu Energiebereitstellungszwecken, in den Hintergrund gedrängt. Führt man sich aber nun vor Augen, dass die Kohlenhydratspeicher des Körpers starke begrenzt sind, so wird auch schnell klar, dass diese Ernährungsform nicht zwangsweise für eine optimale Leistungsentwicklung sinnvoll ist. Insbesondere dann nicht, wenn es sich um sehr lang andauernde Belastungen im moderaten Intensitätsbereich handelt. Zudem führt ein hoher Kohlenhydratverzehr auch zu einem dauerhaft hohen Insulinspiegel, was eine signifikante Fettverbrennung unmöglich macht.

Bei der Umstellung auf eine fettproteinbetonte Ernährungsweise kommt es nun zur exakten Gegenreaktion des Körpers. Sowohl Protein-, als auch in erster Linie, der Fettstoffwechsel werden über mehrere Schritte aktiviert, während der Kohlenhydratstoffwechsel unterdrückt wird. Man spricht von einem fettadaptierten Zustand. In diesem Zustand nutzt der Organismus hauptsächlich Substrate des Fettstoffwechsels zur Energiebereitstellung. Bis es jedoch zu dieser Stoffwechselanpassung kommt, müssen verschiedene Stoffwechselwege im menschlichen Organismus aktiviert und gehemmt werden, um vollen Nutzen aus einer kohlenhydratreduzierten Ernährung zu ziehen.

Im Folgenden wird von einer ketogenen Ernährungsweise ausgegangen, was bedeutet, dass die Kohlenhydratzufuhr unter 20-30g täglich gehalten wird. Wie jedoch bereits erwähnt, ist die Durchführung ketogener Diäten für die Entfaltung der im weiteren Textverlauf beschriebenen Anpassungen nicht zwingend notwendig und für eine dauerhafte Durchführung auch nicht empfehlenswert. Eine solche Extremvariante der Ernährung sollte aufgrund möglicher Mangelerscheinungen nur über einen kurzen Zeitraum von wenigen Wochen eingesetzt werden. Eine streng kohlenhydratarme Ernährung im Bereich von 50-100g Kohlenhydrate täglich, kann jedoch auch in der Basisernährung eingesetzt werden. Aber, je strikter die Kohlenhydratreduktion, desto stärker die Effekte auf den Stoffwechsel!

Durch das Umstellen auf eine streng kohlenhydratarme/-freie Ernährung kommt es zunächst zu einem Absinken des Blutzuckerspiegels und einem Abbau der vorhandenen Glykogenreserven in Leber und Muskulatur. Das Leberglykogen wird hierbei hauptsächlich zur

Stabilisierung des Blutzuckerspiegels genutzt. Das Muskelglykogen wird zur Energiebereitstellung herangezogen. Schließlich befindet sich der Organismus noch im „Kohlenhydratmodus". Aufgrund des nun dauerhaft niedrigen Blutzuckerspiegels kommt es zu einer verstärkten Glukagonausschüttung und einer dementsprechend geminderten Insulinsekretion. Wie im Kapitel über die Hormone beschrieben, führt eine hohe Glukagonausschüttung zur Aktivierung fettfreisetzender Enzyme und zur Hemmung fetteinlagernder Enzyme. Auch die hormonsensitive Lipase wird in ihrer Aktivität gesteigert, was zu einer weiteren Förderung der Fettfreisetzung aus den Fettgewebsspeichern führt. Parallel dazu steigt jedoch auch der Cortisolspiegel an. Grund hierfür ist, dass die kohlenhydratabhängigen Gewebe, wie z.B. das Gehirn oder die roten Blutkörperchen, weiterhin mit Glukose versorgt werden müssen. Dadurch kommt es zunächst zu einem starken Anstieg der Glukoneogenese. Durch diesen Prozess greift das Cortisol auch die Muskelproteine an. Es kommt zunächst zu einer allgemein katabolen Stoffwechsellage. Um das Muskelgewebe möglichst zu schützen, empfiehlt es sich nun ganz besonders, ausreichend Nahrungsprotein zuzuführen. Sind ausreichend Aminosäuren im Blutplasma vorhanden, so muss weniger Muskelprotein abgebaut werden. Gleichzeitig kommt es durch die starke Fettfreisetzung zur Ketonkörperbildung in der Leber. Da der Energieaufwand der Ketonkörperbildung geringer ist als der, der Glukoneogenese aus Aminosäuren und Glycerin, kommt es allmählich zu einer Verschiebung der Verhältnisse. Die Ketonkörperbildung rückt in den Vordergrund und die Glukoneogenseaktivität wird reduziert. Der Körper stellt sich nun verstärkt auf die Nutzung von Ketonkörpern zur Energiegewinnung ein. Der Glukosebedarf sinkt somit. Nur noch Gehirn, Augennetzhaut, Erythrozyten und Nieren sind weiterhin glukoseabhängig. Dabei benötigt das Gehirn den größten Glukoseanteil. Doch selbst das Gehirn stellt sich mit zunehmender

Zeitdauer größtenteils auf die Nutzung von Ketonkörpern um, womit der Glukosebedarf weiter sinkt. Die Glukoneogeneseaktivität kann im Gegenzug immer weiter eingestellt werden. Das Cortisol wird nun nicht mehr benötigt und dessen Ausschüttung wird minimiert. Damit wird auch der Abbau von Muskelproteinen minimiert. Ein proteinsparender Effekt setzt ein.

Die Situation im Stoffwechsel kann nun wie folgt beschrieben werden: Die Glukagonausschüttung ist aufgrund des niedrigen Blutzucker- und Insulinspiegels erhöht. Glukagon wirkt nun katabol auf das Fettgewebe, übt jedoch keinen Einfluss auf das Muskelgewebe aus. Der Cortisolspiegel ist stark gesenkt. Dadurch kommt es auch hier zu keiner katabolen Stoffwechsellage der Muskulatur. Das Insulin ist ebenfalls stark gesenkt. Dadurch kann das Glukagon seinen vollen Nutzen entfalten. Die Fettfreisetzung und –verbrennung läuft auf Hochtouren und wird nicht durch Insulinaktivität gestört. Zusätzlich kommt es zu einer verstärkten Testosteron- und Somatotropinsynthese. Beide Hormone wirken anabol auf das Muskelgewebe. Das Wachstumshormon wirkt zusätzlich noch katabol auf das Fettgewebe. Das Resultat ist ein Stoffwechselzustand, der stark katabol auf das Fettgewebe wirkt, gleichzeitig jedoch anabol auf das Muskelgewebe. Das führt zu einer allmählichen Änderung der Körperzusammensetzung in Richtung Muskelaufbau und Fettabbau. Bedacht werden sollte an dieser Stelle jedoch, dass zwar die Fetteinlagerung durch das „Fehlen" von Insulin minimiert bzw. erschwert wird, eine stark hyperkalorische Diätführung jedoch trotzdem zu einem Fettaufbau führen kann. Empirischen Daten zufolge können unter streng kohlenhydratarmer oder ketogener Ernährungsweise jedoch mehr Gesamtkalorien zugeführt werden, als vergleichsweise bei kohlenhydratreicher und fettarmer Ernährung, bis zum Zeitpunkt einer verstärkten Körperfettsynthese.

Anwender ketogener Ernährung berichten zudem darüber, dass das Erreichen des Zustandes der Ketose, gemessen über so genannte Ketostix©, mit zunehmender Diätdauer immer schwieriger oder gar unmöglich wird. Dies sollte jedoch nicht als negatives Zeichen gewertet werden. Je länger eine streng kohlenhydratarme Diät durchgeführt wird, desto geringer wird die Ketonkörperproduktion des Organismus ausfallen. Der Grund ist in der effizienteren Nutzung freier Fettsäuren einzelner Organe zu finden. Lediglich das Gehirn ist noch auf die Nutzung von Ketonkörpern angewiesen. Ausserdem sagt das Ausscheiden von Ketonkörpern über den Urin bei einem stoffwechselgesunden Menschen, nichts über den tatsächlichen Plasmagehalt an Ketonkörpern im Blut aus. Die Messung der Ketonkörper im Urin sollte also nicht überbewertet werden, zumal, wie schon in den vorangegangenen Abschnitten beschrieben, ist die Ketose nicht zwangsweise relevant für das Erreichen des fettadaptierten Zustandes bzw. ist nicht der limitierende Faktor zur erfolgreichen Durchführung einer kohlenhydratreduzierten Ernährung! Dennoch muss immer wieder gesagt werden, dass sich dieser Stoffwechselzustand umso schneller und stärker einstellt, je niedriger die Gesamtkohlenhydratzufuhr gestaltet wird. Die meisten Anwender berichten jedoch von keinen merklichen Unterschieden in Bezug auf Veränderung der Körperzusammensetzung bei der Durchführung einer ketogenen Ernährungsform, verglichen mit einer Ernährungsform bei der der Kohlenhydratanteil bei <100g täglich gehalten wird. Bei einem solchen Spielraum bleibt jedoch die Möglichkeit, gesundheitsrelevante Nahrungsmittel wie Obst und Gemüse, wie auch Milchprodukte und Nüsse in die Tagesernährung zu integrieren. Sogar die Nutzung der strategischen Kohlenhydratzufuhr in der Vorbereitungs-, Trainings- und kurzfristigen Regenerationsphase sind nun im Rahmen des Möglichen, ohne dabei negative Auswirkungen in Bezug auf das Endergebnis befürchten zu müssen.

Speziell die Nutzer einer stark limitierten Kohlenhydratzufuhr profitieren jedoch von einem gezielten Ladetag, wie er im folgenden Abschnitt genauer beschrieben wird. Wer Kohlenhydrate rund um sein Training zur Stabilisierung der Leistungsfähigkeit und zur Unterstützung der Regeneration und des Muskelaufbaus einsetzt, der ist etwas unabhängiger vom Ladetag, sollte diesen jedoch trotzdem nutzen, da hier nicht nur die Glykogenspeicher wieder aufgefüllt werden, sondern weitere wichtige Stoffwechselvorgänge angeregt werden können, was letztlich zu einer Unterstützung der Diätergebnisse führen kann.

Wer diese kohlenhydratarme Diätform zum Muskelaufbau nutzen möchte, dem sei eine strategische Kohlenhydratzufuhr empfohlen. Hier sollte der Kohlenhydratanteil der Vorbereitungs- und kurzfristigen Regenerationsphase etwa 25g hochglykämische Kohlenhydrate, wie etwa Dextrose, Maltodextrin oder hochmolekulare Stärke, betragen. Verstärkt werden kann dieser Effekt nun noch durch das Beimischen der freien Aminosäure L-Leucin in einer Dosis von 3-5g. 0,3-0,5g Protein pro Kilogramm Körpergewicht sind auch weiterhin als „Pflicht" anzusehen.

Abschließend darf nicht unerwähnt bleiben, dass Personen mit Diabetes mellitus keine ketogene Diäten anwenden dürfen! Bei Personen mit derartigen oder vergleichbaren Stoffwechselstörungen, kann es bei der Anwendung solcher Ernährungsformen zu erheblichen gesundheitlichen Schäden kommen. Generell sollte vor der Aufnahme einer solchen Extremform der Diätgestaltung ein kompetenter Arzt oder Ernährungsmediziner konsultiert werden!

3.3.2 Der Lade- oder Refeed-Tag

Ladetage oder auch Refeedtage genannt, sind mittlerweile sehr populär in der Diätwelt. Vor allem im Bodybuilding und Fitness-Sport wird diese Strategie oft angewendet. Doch nahezu genauso oft wie sie zur Anwendung kommt, wird der eigentliche Sinn verfehlt. Ein gut strukturierter Refeed hat nichts mit „All-you-can-eat" zu tun! Sicherlich kann auch ein solcher „Fresstag" gelegentlich eingeschoben werden, dann sollte jedoch jedem bewusst sein, dass es sich hierbei mehr um eine psychische Diätentlastung handelt, als dass es wirklichen physiologischen Nutzen hätte. Wer vom Refeed oder Ladetag tatsächlich profitieren möchte, der sollte die Gestaltung dieses Tages ähnlich präzise planen wie die restlichen Diättage! Das bedeutet, dass Energiezufuhr, Protein-, Kohlenhydrat- und Fettmenge bilanziert werden und auch dieser Tag in die Gesamtwochenbilanz aufgenommen wird. Beachtet man dies kann ein solcher Refeed durchaus nützlich sein. Wirklich sinnvoll ist er jedoch nur während stark kalorienreduzierter Diätphasen oder während Low-Carb-Aufbauphasen.

Bei Ernährungsführung im iso- oder hyperkalorischen Bereich und gleichzeitig moderater Kohlenhydratzufuhr von >150-200g täglich, sollte eher die 90%-Regel aus den bereits vorgestellten Richtlinien beachtet werden. Wer sich jedoch für einen Refeed entscheidet, egal welche Ernährungsform befolgt wird, der sollte die 90%-Regel zwischen zwei Refeed-Tagen auf eine 100%-Regel erweitern! Alle Diätmahlzeiten müssen also eingehalten werden!

3.3.2.1 Physiologie des Refeeds

Sportler die eine kohlenhydratarme Ernährung befolgen haben an diesem
Tag nun die Möglichkeit ihre Glykogenspeicher wieder aufzufüllen, die
unter der Woche durch intensives oder voluminöses Training entleert
wurden. Anschließend steht für die kommenden Einheiten wieder
ausreichend Brennstoff für intensive körperliche Belastungen zur
Verfügung. Zusätzlich, und das ist der Punkt von dem jeder Diätwillige
profitiert, egal welche Diätform und egal welche Makronährstoffverteilung,
helfen Refeeds dabei, den Stoffwechsel „in Schwung" zu halten. Die
Grundlage hierfür ist einmal mehr im hormonellen Bereich zu finden. Die
wichtigsten Botenstoffe die hier agieren sind Leptin, Ghrelin, Neuropeptid Y
und die Schilddrüsenhormone T3/T4. Speziell die Leptinmanipulation steht
hier im Vordergrund. Daher sollen die Aufgaben und Funktionen dieses
Signalstoffes an dieser Stelle nochmals wiederholt werden.

Leptin ist ein Polypetidhormon, hauptsächlich Produkt des
Fettgewebes und an der Regulation der Körperfettmasse beteiligt. Dieses
Hormon vermindert dosisabhängig das Körperfettgewebe und das
Körpergewicht. Je höher der Plasmaleptinspiegel im physiologischen
Bereich, desto höher die Reduzierung des Fettgewebes. Die Menge an
Leptin die vom Körper gebildet wird ist abhängig von der Größe der
Fettzellen. Je niedriger der Körperfettgehalt einer Person ist, desto weniger
Leptin wird folglich produziert. Demnach ist die körpereigene hormonelle
Unterstützung zum Fettabbau bei Menschen mit niedrigem Körperfettanteil
geringer, als bei Personen mit hohem Körperfettanteil, was wiederum
erklärt, warum speziell die letzten hartnäckigen Fettreserven besonders
schwer loszuwerden sind oder aber, warum eine kalorienreduzierte Diät zu
Beginn, und insbesondere dann wenn der Körperfettanteil relativ hoch ist,
eher einfach und unproblematisch von statten geht. Andererseits müsste

das auch wiederum bedeuten, dass stark übergewichtige Personen besonders viel Leptin aufzuweisen haben, und daher gar nicht stark übergewichtig sein dürften, da Leptin immer versucht den Körperfettgehalt in einem physiologisch akzeptablen Rahmen zu halten. Endgültig geklärt werden konnte dieses Problem bisher noch nicht, es scheint jedoch so, dass adipöse Personen zwar genügend Leptin produzieren, jedoch an einer Leptinresistenz leiden, welche wiederum möglicherweise durch ein Übermaß an Körperfettmasse begünstigt wird. Von daher können auch Personen mit starkem Übergewicht aufatmen, da die Leptinresistenz sich wohl mit Reduzierung des Körperfettanteils zu verflüchtigen scheint. Weitere Untersuchungen auf diesem Gebiet müssen jedoch noch folgen, bevor endgültige Aussagen getroffen werden können.

Fakt ist jedoch, dass die Leptinsekretion an den Gesamtkörperfettgehalt gekoppelt ist und ebenso durch bestimmte weitere ernährungsphysiologische Parameter beeinflusst werden kann. So sinkt die Leptinsekretion beispielsweise bei negativer Kalorienbilanz, niedrigem Plasmaspiegel an Glukose und Aminosäuren, wie auch bei verstärkter Lipolyse. Umgekehrt wird die Leptinsekretion bei positiver Energiebilanz, erhöhtem Glukose- und Aminosäurenspiegel im Blut und einer erhöhten Plasmainsulinkonzentration verstärkt.

Zielgebiet des Leptins ist der Hypothalamus. Dieser ist das wichtigste Kontrollzentrum für das Sättigungsgefühl, die Nahrungsaufnahme und die Energiehomöostase. Hier befindet sich der Großteil der Leptinrezeptoren und dementsprechend entfaltet das Leptin hier seine stärkste Wirkung. Der Hypothalamus ist gleichzeitig der Syntheseort des Neuropetid Y. Dieses Neuropetid besitzt die Eigenschaften durch eine appetitanregende Wirkung die Nahrungsaufnahme zu steigern, die Wärmeproduktion und somit die Energieausgaben des Körpers zu reduzieren und die Lipogenese, den

Neuaufbau von Fettgewebsspeichern, zu erhöhen. Während ein hoher Leptinspiegel also positiv auf die Körperfettreduktion wirkt, besitzt das Neuropetid Y genau die gegenteilige Wirkung. Sinkt die körpereigene Leptinkonzentration ab, steigt parallel dazu die Konzentration des Neuropeptid Y an. Je niedriger der Körperfettgehalt, desto sparsamer geht der Körper mit seinen Energiereserven um und desto stärker wird das Hungergefühl, welches, wie angesprochen, über den Hypothalamus reguliert wird. Bei langandauernder Diätführung bedeutet dies, dass die Leptinkonzentration immer weiter abnimmt und der Gehalt an Neuropeptid Y zunehmend erhöht wird, was letztlich zu einem Stillstand der Körperfettreduktion führen kann. Leptin hat jedoch einen hemmenden Einfluss auf das Neuropeptid Y, über dessen Rezeptoren im Hypothalamus. Steigt der Plasmaspiegel an Leptin an und bindet an den Hypothalamus-Rezeptoren, so wird die Produktion des Neuropeptid Y gehemmt. Dem Organismus wird signalisiert, dass genügend Leptin und somit genügend überschüssige Fettzellen zur Verfügung stehen um verbrannt zu werden. Ein gesteigertes Hungergefühl und ein hartnäckiges „Festhalten" an körpereigenen Energiereserven ist somit nicht mehr notwendig. Dadurch ist es möglich, den Körperfettabbau wieder „in Gang" zu bringen.

Ein Synergist des Leptins ist, das ebenfalls im Fettgewebe gebildete, Adiponectin. Dieses Hormon erhöht in direkter Wirkung die Aufnahme und Oxidation von Fettsäuren durch die Skelettmuskulatur. Eine Verminderung der Adiponectinfreisetzung ist bei Leptinmangel zu beobachten. Daraus kann abgeleitet werden, dass eine erhöhte Leptinkonzentration im Blut eine gesteigerte Adiponectinwirkung begünstigt, welche wiederum positiven Einfluss auf den Körperfettabbau hat.

Im Gegenzug stimuliert Ghrelin, ein Hormon der Magenschleimhaut, den Hunger und stimuliert die Synthese des Neuropeptid Y, welches sich, wie eben erläutert, eher negativ auf die Reduzierung des Körperfettgehaltes auswirkt. Die Ghrelinkonzentration steigt bei Nahrungskadenz an und sinkt nach Nahrungsaufnahme ab. Diese Tatsache unterstützt somit auch die Empfehlung, mehrere kleine Mahlzeiten über den Tag verteilt zu konsumieren. Dadurch kommt es zu einer geringeren Ghrelinausschüttung und zu einer verminderten Stimulierung des Neuropeptid Y, was schlussfolgernd zu einem geringeren Hungergefühl führen kann.

Zusammenfassend lässt sich sagen, dass das oberste Ziel eines Refeeds darin bestehen sollte, eine möglichst starke Leptinsekretion zu provozieren. Durch den erhöhten Leptingehalt im Organismus werden wichtige Mechanismen zur Körperfettreduktion aktiviert, während Mechanismen zur Speicherung von Energiereserven gehemmt werden. Um dies zu erreichen muss ein Refeed jedoch einige grundlegende Aspekte erfüllen:

- Positive Energiebilanz
- Reich an Nahrungskohlenhydraten
- Möglichst viel Glukosepolymere
- Ausreichend Nahrungsprotein
- Nur geringe Nahrungsfettmengen

Die Gründe sind einleuchtend: Die Leptinkonzentration sinkt bei negativer Energiebilanz. Somit sollte zunächst eine positive Energiebilanz an diesem Tag erreicht werden. Da die Leptinsekretion in Korrelation mit der Konzentration an Insulin im Blut ist, sollte der Refeed kohlenhydratreich gestaltet werden. Die Plasmakonzentration an Glukose und Aminosäuren ist ebenfalls ausschlaggebend für die Erhöhung des körpereigenen Leptingehaltes. Daher muss eine ausreichende Nahrungsproteinzufuhr realisiert werden. Zudem sollten möglichst viele Nahrungsmittel mit hohem Glukoseanteil, wie z.B. stärkehaltige Lebensmittel verzehrt werden. Da Fette scheinbar keinen Einfluss auf die Leptinproduktion haben und der an diesem Tag stark erhöhte Insulinspiegel im Blut tendenziell eher zu einer Einlagerung von Nahrungsfetten führen kann, sollte die Fettzufuhr möglichst gering gehalten werden. Lediglich die essentiellen Omega-3- und Omega-6-Fettsäuren MÜSSEN auch an diesem Tag zugeführt werden. Tabelle 12 soll die mögliche Nahrungsauswahl des Refeed-Tages verdeutlichen.

Kohlenhydrate	Protein	Fett
viel:	**viel:**	**viel:**
Reis Nudeln Kartoffeln Brot Cornflakes Haferflocken Dextrose/Maltodextrin	fettarmes Fleisch/Fisch Geflügel Eiklar magere Milchprodukte	
moderat:	**moderat:**	**moderat:**
Obst Süßigkeiten Kuchen Kekse Zucker Marmelade Honig Cola	fettiges Fleisch fettiger Fisch Vollei fetthaltige Milchprodukte Wurst	Leinöl fettiger Fisch Rapsöl

Tabelle 12: Nahrungsmittelauswahl an Refeed-Tagen.

Durch den am Refeed erhöhten Insulinspiegel kommt es ausserdem zu einer gesteigerten Synthese der Schilddrüsenhormone, die ebenfalls stoffwechselanregende Wirkungen besitzen. Insulin aktiviert hierbei das Enzym Deiodase, welches wiederum die Umwandlung von T4 in das wirksamere T3 begünstigt. Die Wirkung dieser Hormone kann im Kapitel „Die Macht der Hormone" nachgelesen werden.

Wie bereits ganz zu Beginn der physiologischen Wirkung des Refeeds angesprochen, kommt es bei einer kohlenhydratarmen Diätführung am Refeed zu einer Wiederauffüllung entleerter Glykogenspeicher. Der Refeed ist in diesem Falle zusätzlich ein Ladetag zur Superkompensation der Glykogenspeicher. Jedoch sollten auch hier einige Dinge beachtet werden. So kann es bereits bei einer kurzfristigen Reduzierung der Nahrungskohlenhydrate von wenigen Tagen Dauer, zu einer Einschränkung und Rückregulierung am Kohlenhydratstoffwechsel beteiligter Enzyme kommen. Daher ist es für die praktische Anwendung sinnvoll, einen Ladetag langsam mit geringen und leichtverdaulichen Kohlenhydraten zu beginnen und die Kohlenhydratmenge der einzelnen Mahlzeiten im Tagesverlauf zu steigern. Auch stark ballaststoffreiche Kohlenhydratquellen sollten zunächst gemieden und erst in der zweiten Tageshälfte zum Einsatz kommen. Hier muss jedoch individuell entschieden werden. Führt eine plötzliche starke Erhöhung des Kohlenhydratanteils zu keinerlei Problemen, muss eine langsam steigende Zufuhr weniger beachtet werden. Treten jedoch z.B. Magen-Darm-Probleme auf, so empfiehlt sich das beschriebene Vorgehen.

3.3.2.2 Körperfettspeicherung während eines Refeeds

Bei gewissenhafter Durchführung des Refeeds, unter Einbeziehung der Wochenenergiebilanz und einer fettarmen Ernährung, ist eine Körperfettspeicherung am Refeedtag selbst als eher unwahrscheinlich zu betrachten. Bei kohlenhydratreduzierter und fettproteinbetonter Basisernährung scheint es durch das Einfügen eines einzelnen kohlenhydratreichen Tages zu einer verstärkten Einlagerung der Nahrungskohlenhydrate in die Glykogenspeicher zu kommen, während die erhöhte Fettverbrennung durch die zuvor erlangte Fettadaptation erhalten bleibt (HAVEMANN et al., 2006). Somit wäre am Refeedtag sogar ein Körperfettverlust möglich. Dazu sollte der Nahrungsfettgehalt jedoch unterhalb 90g bleiben. In einer Studie von Acheson wurde Personen nach einer 5-tägigen kohlenhydratreduzierten Ernährung, eine kohlenhydratreiche Ernährung mit 500g Nahrungskohlenhydraten verabreicht. Innerhalb der ersten 24 Stunden kam es trotz des hohen Kohlenhydratverzehrs und einer hyperkalorischen Kostführung zu einer negativen Fettbilanz von 88g. Geht man nun davon aus, dass eine kurzfristig stark erhöhte Kohlenhydratzufuhr nur zu geringfügig ausgeprägter Umwandlung von Nahrungskohlenhydraten zu Körperfett führt (HELLERSTEIN, 1996) und im Gegenzug jedes Gramm Nahrungsfett bei einer positiven Energiebilanz am Refeed in Körperfett gespeichert wird, so bleibt der oben angesprochene Spielraum an Nahrungsfett um eine Körperfettspeicherung zu verhindern. Es sei jedoch gesagt, dass dies ein rein theoretisches Modell darstellt, welches aus einzelnen wissenschaftlichen Untersuchungen zusammengefügt, jedoch bisher noch nicht bei stark hyperkalorischer Kostführung und unter genannter Zielsetzung untersucht wurde.

3.3.2.3 Psychologie des Refeeds

Trotz aller physiologischen Vorteile die ein Refeed mit sich bringen kann, darf doch die Psychologie nicht vernachlässigt werden! Gerade der Kopf dominiert häufig über den Körper und nimmt einen großen Einfluss in unserem Tun ein. Von daher gehört es auch zu einem Refeed, psychisch einfach mal „abzuschalten" und den (harten) Diätalltag zu vergessen. An einem Refeed-Tag, an dem die „Diät-Regeln" generell etwas gelockert werden, ist demnach auch der richtige Zeitpunkt zu „schummeln". Problematisch wird dieses „Schummeln" erst dann, wenn es überhand nimmt. Der Großteil des Refeeds sollte aus oben genannten Gründen möglichst kontrolliert und strukturiert gestaltet werden. Ein kleiner Spielraum für den „Genuss" ist jedoch vorhanden. Wer sich also die kompletten Diättage über auf ein Stück Pizza, Kuchen oder Schokolade freut, der darf sich dies am Refeed-Tag auch ohne ein schlechtes Gewissen haben zu müssen gönnen. Wichtig ist nur, dass hier dann auch der Genuss im Vordergrund steht! Genuss ist nicht gleichzusetzen mit übereifrigem Vollstopfen. Nochmals: Ein Refeed bedeutet nicht „All-you-can-eat"! Ein Stück Pizza ist nicht gleichzusetzen mit einer Party-Pizza und mit Kuchen ist ebenfalls ein Stück und nicht die komplette Torte gemeint! Je strikter und „sauberer" der restliche Refeed jedoch abläuft, umso gelassener kann die Schummel-Mahlzeit angegangen werden. Wichtig ist nur, dass der Nahrungsfettgehalt an diesem Tag unterhalb von 90g bleibt, um das Risiko einer möglichen Körperfettspeicherung zu minimieren.

Aus eigener Erfahrung, und aus der Erfahrung einiger Sportler und Athleten heraus, kann jedoch gesagt werden, dass sich mit zunehmender Gewöhnung an die neue Ernährungsweise, auch die Lust nach Schummelmahlzeiten reduziert. Ernährung ist, wie so vieles, ein Gewöhnungsprozess. Hat sich der Organismus und eben auch die Psyche auf die neue Ist-Situation eingestellt, so fällt es leichter Diäten durchzuhalten oder strikte und strukturierte Refeeds durchzuführen. Aus diesem Grund ist es auch sinnvoll, wie in der ersten Praxis-Aufgabe beschrieben, eine Ernährungsumstellung nicht sofort mit einer starken Einschränkung der Kalorienmenge zu beginnen. Auf diese Weise leidet nicht nur der Körper an der zunächst ungewohnten Situation, sondern maßgeblich auch die Psyche, was sich verstärkt auf das Verhalten an Refeed-Tagen auswirkt. Daher ist es sinnvoll, einerseits eine Änderung der Ernährungsgewohnheit langsam anzugehen, um sich andererseits, die Resultate durch überzogene „Fressattacken" nicht wieder zunichte zu machen. Langfristig sollte ein Refeed überwiegend mit Lebensmitteln aus Tabelle 12 durchgeführt werden.

3.3.2.4 Nährstoffaufteilung des Refeeds

Wie schon in den vorherigen Abschnitten beschrieben, sollte der Refeed sehr kohlenhydratlastig mit moderatem Proteinanteil und möglichst geringem Fettanteil gestaltet werden. Eine Fettzufuhr von maximal 90g sollte an diesem Tag nicht überschritten werden. Eine deutlich geringere Zufuhr scheint hier eher empfehlenswert zu sein. 50g Nahrungsfett kann als grober Richtwert angesehen werden. Diese Fettreduktion ist ausreichend um die positiven Eigenschaften des Refeeds nicht zu gefährden oder eine Fetteinlagerung zu provozieren, bietet jedoch noch genug Spielraum für eine Schummelmahlzeit.

Der Proteingehalt der Ernährung sollte sich an einem Refeed-Tag im moderaten bis hohen Bereich abspielen. Zwar stimulieren größere Mengen Aminosäuren im Blutplasma die Leptinsekretion, den größeren Einfluss haben jedoch die Kohlenhydrate, weshalb ihnen auch mehr

Aufmerksamkeit geschenkt werden sollte. Eine Zufuhrmenge von 1,5-2g Protein pro kg KG ist hier mehr als ausreichend. Auch niedrigere Zufuhrmengen von maximal 1g Protein pro Kilogramm Körpergewicht haben sich in der Praxis schon als erfolgreiche Strategie erwiesen, bzw. es konnten keine nachteiligen Effekte beobachtet werden. Eine besondere Betonung der Proteinzufuhr am Refeed ist jedoch weder notwendig noch besonders sinnvoll.

Das Hauptaugenmerk sollte, wie bereits mehrmals angesprochen. auf den Nahrungskohlenhydraten liegen. Die Zufuhrmenge ergibt sich aus der Energiedifferenz der Protein- und Fettzufuhr. Eine exakte Zufuhrmenge kann auch hier nur schwer ausgesprochen werden. McDonald empfiehlt in seinem Buch „The ketogenic Diet", bei komplett entleerten Glykogenspeichern, eine Nahrungskohlenhydratmenge von 8-10g pro Kilogramm fettfreier Körpermasse innerhalb der ersten 24 Stunden eines Refeeds. Wer den Refeed auf einen zweiten Tag ausweiten möchte, der sollte an Tag zwei nur die Hälfte der tags zuvor konsumierten Kohlenhydratmenge zuführen. Dies gilt jedoch hasuptsächlich für komplett entleerte Glykogenspeicher und bezieht sich schwerpunktmäßig auf deren Superkompensation des Glykogenspeichervermögens. Als praxisorientierter Tipp kann hier eine Zufuhr von 5-10g Kohlenhydrate pro Kilogramm fettfreier Körpermasse ausgesprochen werden, wobei die individuelle Verträglichkeit und körperliche Reaktion beobachtet werden sollte, um die jeweiligen Werte gegebenenfalls anzupassen. Es empfiehlt sich zunächst mit niedriger Kohlenhydratzufuhr von etwa 5g Kohlenhydrate pro Kilogramm fettfreier Körpermasse zu beginnen und die Zufuhrmenge allmählich zu steigern.

Prozentual ausgedrückt könnte ein Refeed in etwa aus 70% Kohlenhydraten, 20% Protein und 10% Fett bestehen. Die Betonung der Fettzufuhr sollte auf den essentiellen Fettsäuren liegen.

Doch auch hier soll abermals angemerkt werden, dass alle gemachten Angaben sich auf empirische Daten stützen und wissenschaftliche Abklärungen noch ausstehen. Somit kann auch hier nur ein grober Richtwert vermittelt werden, der je nach Stoffwechseltyp, individueller Verträglichkeit und Zielsetzung, demnach auch individuell angepasst werden muss! Gleiches gilt für die Angaben im folgenden Abschnitt.

3.3.2.5 Dauer und Häufigkeit eines Refeeds

Generell kann gesagt werden, um maximalen physiologischen Nutzen aus einem Refeed, im Sinne der Stimulierung der Leptinsekretion ziehen zu können, sollte dieser möglichst oft und möglichst lange absolviert werden. Ab einem gewissen Punkt stimmt jedoch das Verhältnis Aufwand zu Ertrag nicht mehr. Zu lange und/oder zu häufig durchgeführte Refeeds, führen zwangsweise und auf lange Sicht gesehen, zu einer Stagnation der Fortschritte oder wirken sogar negativen Einfluss auf die Veränderung der Körperzusammensetzung aus. Daher müssen auch hier wieder individuelle Anpassungen vorgenommen werden. Man kann jedoch davon ausgehen, und diese Annahme wurde in der praktischen Umsetzung schon mehrmals bestätigt, dass Personen mit starkem Fettansatz, aufgrund des sowieso schon erhöhten Leptingehaltes im Organismus, weniger stark von einem Refeed profitieren bzw. Refeeds nur mit deutlich größeren Zeitabständen zueinander durchführen sollten, als Personen mit sehr niedrigem Körperfettanteil und dementsprechend geringer Körper-Leptinkonzentration.

Erfahrungen aus der Praxis lassen folgende Empfehlungen ableiten:

- >12-15% Körperfett = Refeed alle 12-14 Tage
- 8-12% Körperfett = Refeed alle 7 Tage
- <8% Körperfett = Refeed alle 2-4 Tage

Die oben genannten Werte gelten für männliche Sportler. Die Durchführung von Refeeds bei Athletinnen hat sich in der Praxis häufig als problematisch herausgestellt, weshalb hier lieber mit einzelnen kohlenhydratreichen Mahlzeiten gearbeitet werden sollte.

Die beschriebenen Refeed-Intervalle beschränken sich auf die Stimulierung der bereits genauer beschriebenen physiologischen Aspekte des Refeeds, nicht jedoch auf die Wiederauffüllung entleerter Gylkogenspeicher. Personen die eine streng kohlenhydratarme Ernährung praktizieren, ohne Kohlenhydratzufuhr in den jeweils vorgesehenen Zeitzonen, können unabhängig vom Körperfettgehalt, jedoch abhängig vom Aktivitätsniveau und –Umfang auch öfters „laden". Athleten, welche sich nach dem optimierten Nährstofftiming richten, wie in vorangegangenen Kapiteln und in den LOGISCH-ERNÄHREN-RICHTLINIEN beschrieben, können die Zeitintervalle als grobe Empfehlungen ansehen und anwenden.

Sportler die sich bereits in hervorragender Form von <8% Körperfett befinden, müssen bei der Durchführung des Refeeds besonders vorsichtig vorgehen. Übertriebene Refeed-Strategien führen hier schnell zu einer Überstrapazierung der erlaubten Gesamtenergiemenge pro Woche. Die Refeeds sollten in diesem Fall zwar häufig, aber eher in moderatem Ausmaß und von kurzer Dauer ausfallen. Dieses Schema wird in der Literatur häufig als Carb-Cycling bezeichnet. Zusätzlich hat sich in der praktischen Arbeit mit verschiedenen Athleten ergeben, dass eine Ernährungsstrategie, die Tage mit kurzzeitig starker Energie- und

Kohlenhydratrestriktion gefolgt von einem hyperkalorischen und kohlenhydratbetonten Refeed, in Ausnahmefällen zu besseren Resultaten führen können, als Strategien mit mittelfristig moderatem Kaloriendefizit und längeren Refeed-Intervallen. Dieses Vorgehen empfiehlt sich jedoch erst bei bereits in der Körperentwicklung stark fortgeschrittenen Athleten mit deutlich unter 10% Körperfett! Auch hier muss jedoch exakt auf die individuelle körperliche Reaktion des jeweiligen Sportlers geachtet werden. Wer sich jedoch an diesem Vorgehen versuchen möchte, dem sei ein 2/1-, ein 3/1-, oder ein Wechsel dieser beiden Schemata empfohlen. Auf zwei streng kohlenhydratarme, proteinreiche und fettmoderate Tage mit hohem Kaloriendefizit (750-1000 kcal – Defizit), folgt ein kohlenhydratreicher, proteinmoderater und fettarmer Ladetag mit moderatem Energieüberschuss (300-500 kcal – Überschuss). Beim 3/1-Schema wird ein weiterer Reduktions-Tag hinzugefügt.

3.4 Die generelle Kalorienzufuhr

Nachdem nun verschiedene Möglichkeiten, Strategien und Ansätze zur erfolgreichen Ernährungsanpassung an den jeweils individuellen Stoffwechseltypus beschrieben und vorgestellt wurden, bleibt nun die Frage der täglich notwendigen Energiemenge. Die Kalorien sind, unabhängig der Ernährungsform, das wichtigste Medium. Letztlich entscheidet lediglich die Gesamtkalorienbilanz darüber, ob eine Person an Gewicht verliert, das aktuelle Gewicht hält oder aber an Gewicht zunimmt. Die einzelnen ernährungsstrategischen Maßnahmen dienen nur dazu, die Körperentwicklung und die Körperzusammensetzung gezielt zu steuern. Ein Beispiel: Während einer energiereduzierten Diät, scheinen Probanden gleichermaßen Gewicht zu verlieren, egal welche Diätform gewählt wird, solange das Energiedefizit gleich gestaltet ist, jedoch gelingt es den Probanden mit einer proteinreichen Ernährung deutlich mehr wertvolle stoffwechselaktive Muskulatur zu halten, als den Probanden mit einer proteinärmeren Ernährung (FARNSWORTH et al., 2003).

Fraglich ist nun lediglich, wie die optimale tägliche Kalorienmenge zu ermitteln ist. In der Literatur sind heutzutage einige Faustformeln zur Berechnung des optimalen individuellen Energiebedarfs zu finden. Leider sind diese Berechnung häufig sehr ungenau und können erheblich vom tatsächlichen Bedarf abweichen! Zudem findet hier keine Berücksichtigung des jeweiligen Stoffwechseltypen statt. Demnach ist der Energieverbrauch unabhängig davon, ob eine Person einen „schnellen" oder einen „langsamen" Stoffwechsel besitzt. Bei gleichem Aktivitätsniveau und gleichem Körpergewicht müsste der Energiebedarf, laut dieser Faustformeln, identisch sein. In der Realität verhält es sich jedoch ähnlich wie bei der Verteilung der Makronährstoffe. Unterschiedliche Körpertypen scheinen unterschiedlichen Bedarf aufzuweisen. Dies lässt sich leider nicht oder nur sehr schwer oder ungenau in Zahlen und Formeln verfassen, da der Organismus nun mal sehr viel komplexer arbeitet und nicht den Regeln der Mathematik folgt. Eine einfache Rechenformel kann somit z.B. auch die einzelnen spezifisch-dynamische Wirkungen der Makronährstoffe nicht mitberücksichtigen. Unter spezifisch-dynamischer Wirkung wird der Energieumsatz des Körpers bei der Verwertung einzelner Nährstoffe verstanden. So werden z.B. bei einer Mischkost ca. 6% der zugeführten Energiemenge im Zuge der Verdauung und Verwertung der Nahrungsmittel im Körper als Wärme freigesetzt. Bei einer reinen Proteinkost läge dieser Betrag bei 30% (HICK, 2006). Es macht also zusätzlich zum individuellen Stoffwechsel noch einen weiteren Unterschied, ob sich eine Person kohlenhydratreich und fettarm mit moderatem Proteinanteil ernährt oder aber stark proteinbetont mit moderatem Fettanteil und geringer

Kohlenhydratzufuhr. Eine Berechnung des Energieumsatzes mittels rechnerischer Formeln kann also nicht empfohlen werden.

Sinnvoller ist der Einsatz eines Ernährungstagebuches. Hierfür wird über einen Zeitraum von mindestens einer Woche alles notiert, was gegessen wurde und anschließend analysiert. Dazu gehören die Ermittlung der aufgenommenen Kalorienmenge und die Menge der einzelnen Makronährstoffe. Wichtig ist, dass die Körperzusammensetzung und das Körpergewicht sowohl vor, als auch nach der Erstellung dieses Protokolls kontrolliert werden. Dies kann beispielsweise mittels einer Körperfettmessung per Calliper und einer normalen Körpergewichtswaage erfolgen. Nach der Auswertung des Ernährungsprotokolls und der Analyse der Veränderung der Körperzusammensetzung, kann nun geschlussfolgert werden, wie viel Energie in etwa nötig ist um verschiedene Zielsetzungen zu realisieren. Kam es innerhalb dieser Woche zu einem Anstieg des Körpergewichts und/oder des Körperfettanteils, so scheint die aktuell zugeführte Kalorienmenge zu hoch zu sein. Wurde Gewicht und/oder Körperfett verloren, befindet man sich in einer negativen Energiebilanz. Hat sich nichts verändert, so kennt man nun die jeweilige Energiebedarfsmenge um den Körperstatus zu halten. Es empfiehlt sich zunächst zu versuchen den Erhaltungsbedarf herauszufinden. Das Vorgehen hierfür ist recht simpel: Hat man z.B. innerhalb dieser Woche Gewicht zugelegt oder verloren, wiederholt man das Experiment nochmals, mit leicht angepasster Energiezufuhr. Dies wird so oft wiederholt, bis man seinen individuellen Kalorienbedarf ermittelt hat. Im Anschluss erfolgt eine zielspezifische Anpassung.

3.4.1 Ziel: Muskelaufbau

Um neues Muskelgewebe aufzubauen ist es notwendig, einen
Kalorienüberschuss zu erzeugen. Es müssen also mehr Kalorien zugeführt
werden, als dass Kalorien verbraucht werden. Zwar scheint eine positive
Veränderung der Körperzusammensetzung, mit gleichzeitigem
Muskelaufbau und Fettabbau, selbst bei isokalorischer Kostform möglich
zu sein, diese ist jedoch nicht signifikant und tritt üblicherweise eher bei
untrainierten Personen auf.

Kennt man nun seinen Energiebedarf über die oben beschriebene
Ermittlung, muss es nun zu einer Anpassung der Energiezufuhr kommen.
Zu Beginn sollte hier langsam und vorsichtig vorgegangen werden, um
einen übermäßigen Körperfettzuwachs von vorneherein zu vermeiden.
Schließlich muss jedes Gramm Körperfett das aufgebaut wird, in der auf
eine Aufbauphase folgenden Definitions- oder Fettabbauphase wieder
abtrainiert werden. Je mehr Körperfett zum Ende der Aufbauphase
vorhanden ist, desto länger muss die anschließende Definitionsphase
andauern und desto größer die Gefahr, nicht nur Fett, sondern auch hart
erarbeitete Muskelmasse zu verlieren. Daher sollte eine Erhöhung der
Energiezufuhr von zunächst etwa 250kcal täglich angestrebt werden. Dies
sollte über einen Zeitraum von 14 Tagen beibehalten werden, bevor erneut
eine Körperanalyse folgt. Anschließend kann entschieden werden, wie
weiter vorgegangen wird. Kam es zu einem starken Anstieg des
Körpergewichtes, und vor allem zu einem Anstieg des Körperfettgehaltes,
so muss die Kalorienmenge wieder etwas nach unten angepasst werden.
Hat sich das Gewicht hingegen nicht verändert und auch beim
Körperfettanteil ist keine Veränderung feststellbar, so muss die
Energiemenge um weitere 250kcal täglich erhöht werden. Bei
unverändertem Gewicht und gesunkenem Körperfettanteil wurde die

optimale Kalorienmenge schon sehr gut getroffen. Dies würde generell für einen parallelen Muskelauf- und Fettabbau sprechen. Einen leichten Anstieg des Körperfettgehaltes muss man jedoch für gewöhnlich in Kauf nehmen während einer Muskelaufbauphase. Für naturaltrainierende Athleten ist es aber wenig sinnvoll, einen Körperfettanteil von 12-13% zu überschreiten! Wer also >13% Körperfett besitzt, sollte mit einer Fettabbauphase beginnen. All diejenigen, die eine Muskelaufbauphase anstreben, sollten diese beim Erreichen dieser „13%-Grenze" beenden und für einige Wochen die Kalorienaufnahme reduzieren um den Körperfettanteil wieder zu senken. Um sich möglichst lange in der Muskelaufbauphase aufhalten zu können, sollte eine langsame und kontinuierliche Gewichtszunahme angestrebt werden. Strategien wie „Masse um jeden Preis" enden meist in einer Enttäuschung!

3.4.2 Ziel: Fettabbau

Beim Ziel des Fettabbaus wird letztlich genau umgekehrt wie in der Muskelaufbauphase vorgegangen. Nach der Ermittlung des isokalorischen Kalorienwertes, werden hier zunächst etwa 250kcal in der täglichen Ernährung reduziert. Auch hier sollte im Abstand von zwei Wochen eine erneute Körperanalyse erfolgen. Konnte keine Veränderung des Körperfettgehaltes festgestellt werden, so werden die Kalorien um weitere 250kcal täglich gekürzt. Kommt es hingegen zu einem rapiden Gewichtsverlust, müssen die Kalorien wieder erhöht werden. Ein Gewichtsverlust von mehr als 500-700g wöchentlich sollte vermieden werden, da sonst ein verstärkter Muskelabbau zu drohen beginnt.

3.4.3 Die Pendelernährung

Eine weitere Möglichkeit der Kalorienanpassung ist in der so genannten Pendelernährung zu finden. Hier zählt weniger die täglich zugeführte Energiemenge, sondern mehr die zugeführte Energiemenge über einen definierten Zeitraum, meist über eine Woche. Hat man seinen Energiebedarf ermittelt und weiß, dass man täglich 2500 kcal zuführen kann um eine Gewichtsreduktion zu erreichen, so bedeutet das, dass es bei einer wöchentlichen Energiezufuhr von 17500kcal zu einem Fettabbau kommt (7 x 2500 kcal). Diese 17500 kcal können nun beliebig über die Woche verteilt werden. Es müssen also nicht täglich strikt 2500 kcal konsumiert werden. Lediglich die Durchschnittsmenge von 2500 kcal am Ende der Woche, oder 17500 kcal Wochenbilanz müssen stimmen. Diese Methode bringt einige Vorteile mit sich und wurde bereits beim Thema Refeed kurz angedeutet. Durch das Anwenden der Pendelernährung wird der Stoffwechsel aktiver gehalten. Es kommt erst später zu einem „einschlafen" des Stoffwechsels. Diese Erfahrung ist jedoch auch hier wieder praktischer Natur, und wird von einigen Athleten erfolgreich eingesetzt. Sinnvoll ist die Bestimmung kalorienreicherer und kalorienärmerer Tage. Die kalorienreichen Tage werden dann strategisch so eingesetzt, dass an Tagen an denen intensiv trainiert wird mehr Kalorien zugeführt werden und an Tagen an denen nur kleine Muskelgruppen trainiert werden, nur kurze Trainingseinheiten auf dem Plan stehen, lockeres Cardiotraining oder gar kein Training stattfindet, werden weniger Kalorien zugeführt. Wichtig ist nur, die Gesamtkalorienbilanz auf die jeweilige Woche gesehen nicht aus dem Auge zu verlieren. So können beispielsweise an Tag 1 3000 kcal zugeführt werden, an Tag 2 2000 kcal und an Tag 3 2500 kcal, bevor der Zyklus wiederholt wird. Am 7. Tag werden dann nochmals 2500 kcal zugeführt.

3.4.4 Die Anpassung der Makronährstoffe

Nachdem die Energiemenge nun an das jeweilige Ziel angepasst wurde, muss dies nun auch noch mit den Makronährstoffen geschehen. Hier kommt nun wieder die Stoffwechseltypisierung ins Spiel. Je nach Stoffwechseltyp und Kohlenhydrattoleranz erfolgt eine individuelle Beeinflussung.

Unabhängig vom Stoffwechseltyp sollte die Proteinzufuhr eine feste Größe darstellen, die unverändert beibehalten werden sollte. Wie im Kapitel über die Makronährstoffe erläutert, sollte der Proteingehalt der Ernährung bei ca. 2g/kg KG für Kraftsportler liegen. Während Diätphasen hat sich eine Erhöhung des Proteinanteils auf 2,5g/kg KG als hilfreich erwiesen. Unabhängig von Muskelaufbau- oder Definitionsphase, ist eine Erhöhung des Nahrungsproteinanteils über 2,5/kg KG hinaus nicht notwendig und bringt erfahrungsgemäß keine weiteren Vorteile, wie auch wissenschaftliche Daten belegen (siehe dazu Kapitel 1).

Für die Anpassung der Hauptenergielieferanten Kohlenhydrate und Fett, gibt es nun verschiedene Möglichkeiten. Hier wird es nun aufgrund der Stoffwechselthematik wieder deutlich individueller. Stuft man sich in den Bereich des ektomorphen, eher kohlenhydrattoleranteren, Stoffwechseltypus ein, so sollte neben der fixen Proteinzufuhr auch die Fettzufuhr fix gehalten werden. Eine Kalorienanpassung erfolgt dann über die Variation der Kohlenhydratzufuhr.

Tendiert man eher zum mesomorphen oder endomorphen Stoffwechseltyp, so empfiehlt es sich, die Kohlenhydratzufuhr konstant zu halten und die Energiezufuhr über den Fettkonsum zu kontrollieren.

Athleten mit guter Kohlenhydrattoleranz

Sportler mit guter Kohlenhydrattoleranz sollten, wie beschrieben, täglich 2-2,5g Protein pro kg KG zuführen. Die Fettmenge sollte bei mindestens 25%, besser noch 30%, der zugeführten Kalorienmenge gehalten werden. Alle weiteren Anpassungen erfolgen über die Kohlenhydrate. Muss mehr Energie zugeführt werden, so werden mehr Kohlenhydrate in der Vorbereitungs-, Trainings- und kurzfristigen Regenerationsphase zugeführt. Mehr als 60g in der Vorbereitungs- und Trainingsphase, sowie mehr als jeweils 1-1,5g in den beiden Mahlzeiten der kurzfristigen Regenerationsphase macht jedoch nur wenig Sinn. Reicht die Energiemenge noch immer nicht aus, so können weitere Kohlenhydrate zum Frühstück, während der langfristigen Regenerationsphase hinzugefügt werden. Ist eine weitere Kalorienerhöhung notwendig, so sollte nun der Nahrungsfettgehalt während der langfristigen Regenerationsphase gesteigert werden.

Müssen die Kalorien aufgrund einer anstehenden Definitionsphase verringert werden, so wird genau umgekehrt vorgegangen und die Kohlenhydrate werden nach und nach gekürzt, bis sich ein Körperfettabbau bemerkbar macht. Die 2-2,5g Protein pro Kilogramm Körpergewicht und die Mindestmenge an 25-30% Fettenergie wird jedoch weiterhin beibehalten!

Athleten mit moderater und schlechter Kohlenhydrattoleranz

Personen die eher negativ auf eine hohe Kohlenhydratzufuhr reagieren, halten ihren Proteinanteil ebenfalls konstant hoch bei 2-2,5g Protein pro kg KG. Hier wird nun jedoch der Kohlenhydratanteil auf einem bleibenden Level gehalten. Im Gegensatz zu den prozentualen Empfehlungen des Fettgehaltes beim Ektomorphen, hat sich in der praktischen Arbeit herausgestellt, dass eine Kohlenhydratgrenze in Gramm besser zu funktionieren scheint. Hier muss jedoch nochmals unterschieden werden,

134

ob der jeweilige Stoffwechseltyp eher im mesomorphen oder endomorphen Bereich zu finden ist. Sportler deren Stoffwechseltyp eher dem des Mesomorphen gleichen, können tendenziell etwas mehr Kohlenhydrate tolerieren, ohne dabei schnell überschüssiges Fett anzusetzen. 150-250g täglich, verteilt auf die Vorbereitungs-, Trainings- und kurzfristige Regenerationsphase können hier als Richtwert gelten. Beim endomorphen Stoffwechseltyp empfiehlt es sich, die Kohlenhydrate noch weiter zu senken. Bis etwa 3000kcal sollten in etwa 100g Kohlenhydrate täglich zugeführt werden, bei einer Gesamtenergiezufuhr von über 3000kcal kann die Kohlenhydratmenge auf 150g erhöht werden. Ebenfalls auf die richtigen Phasen aufgeteilt.

Die Anpassung der Energiezufuhr erfolgt nun über die Fettzufuhr in der langfristigen Regenerationsphase. Während der Definitionsphase wird zu Beginn der Fettanteil während dieser Phase verringert.

Beim mesomorphen Stoffwechseltyp kommt es jedoch zunächst zu einer Verringerung des Kohlenhydratanteils auf maximal 100-150g täglich. Erst dann erfolgt die Anpassung über den Nahrungsfettanteil.

Auch hier gilt es wieder einmal mehr zu sagen, dass sämtliche ausgesprochenen Empfehlungen auf praktischer Erfahrung basieren und notfalls individuell angepasst werden müssen. Wie schon erwähnt funktioniert der Körper nicht nach mathematischem Prinzip! Die gegebenen Empfehlungen wurden jedoch schon häufig von Athleten erfolgreich in der Praxis umgesetzt! Zu schnelle individuelle Anpassungen sollten daher nicht vorgenommen werden! Langfristig sollte die Zielsetzung ausgesprochen werden, den körpereigenen „Kohlenhydrat-Set-Point" zu ermitteln – die Gesamtmenge an Kohlenhydraten die zugeführt werden kann um maximale Trainingsleistungen zu vollbringen, ohne die gleichzeitige Ausprägung größerer Körperfettreserven.

Ernährungsprotokoll

	kcal	P (in g)	KH (in g)	F (in g)
Montag				
Dienstag				
Mittwoch				
Donnerstag				
Freitag				
Samstag				
Sonntag				

Gesamtkalorienzufuhr: _____

Durchschnitt: _____

Körperanalyse

	Körperfett	Gewicht
Vorher		
Nachher		
Differenz		

Abbildung 12: Ernährungsprotokoll zur Ermittlung der individuellen Energiebedarfsmenge .

3.5 Bestform

Ein häufig auf Bodybuilding-Bühnen gesehenes Phänomen ist der „trockene Look" der Wettkampfathleten. Am Körper dieser Athleten scheint kein Gramm Fett mehr vorhanden zu sein und sämtliches, sich unter der Haut befindliche Wasser, scheint hier eliminiert worden zu sein. Dies verschafft dem jeweiligen Sportler die gewünschte „Pergamentpapier-Optik". Sicherlich gilt auch hier wieder, dass viele Wege nach Rom führen. Einer dieser „natürlichen" Wege dorthin soll nun hier beschrieben werden. Vorweg sei jedoch erwähnt, dass dieses Vorgehen nur dann Sinn macht, wenn sich der Körperfettanteil der jeweiligen Person schon auf einem extrem niedrigen Niveau befindet. Über einem Körperfettgehalt von etwa 6% kann diese Strategie die körperliche Form sogar tendenziell eher verschlechtern und sollte deshalb nicht angewendet werden. Es empfiehlt sich ausserdem diesen Weg zur Bestform zu üben und nicht erst zum Wettkampftag selbst oder allgemein zum gewünschten Tag X, sei es nun Wettkampf, Foto-Shooting o.ä., anzuwenden. Richtig gemacht kann es entscheidend über Sieg und Niederlage sein und das Quäntchen mehr an Erfolg bringen, welches zum Triumph führt. Falsch ausgeführt, unüberlegt oder mit nicht korrektem Timing, kann die persönliches Bestform jedoch auch zum persönlichen Desaster werden! Die Anwendung des folgenden Prinzips zur Entwässerung und zur Glykogensuperkompensation ist also stets mit Vorsicht zu genießen! Zusätzlich sollte jedem Anwender bewusst sein, dass es sich hierbei nicht um ein gesundheitsorientiertes Vorgehen handelt. Der Entzug von Körperwasser stellt für den Organsimus eine akute Stresssituation dar. Daher sollte sich die Anwendung auf nur wenige Ereignisse im Jahr begrenzen. Für Personen ohne Bodybuilding-Wettkampfambitionen ist diese Beeinflussung der Körperzusammensetzung ohnehin irrelevant!

137

Nachfolgend soll eine typische Entwässerungswoche eines Athleten vorgestellt werden, der sich auf eine Bodybuildingmeisterschaft im Mittelgewicht vorbereitet.

3.5.1 Die Glykogensuperkompensation

Das Kohlenhydrataufladen beginnt eine Woche vor dem Wettkampf und funktioniert ähnlich wie eine strikt kohlenhydratarme Ernährung mit anschließendem Refeed/Ladetag. Zunächst wird der Glykogengehalt der Muskulatur über einen Zeitraum von 3-4 Tagen drastisch reduziert. Dies wird über eine Reduzierung der Nahrungskohlenhydrate auf täglich <50-100g erreicht. Zusätzlich wird ein Training zur Glykogenverarmung durchgeführt. Hier sollten tendenziell höhere Wiederholungszahlen gewählt werden. Häufig kommt hier sogar ein mehrtägiges Ganzkörpertraining zum Einsatz. Während dieser Trainingseinheiten kommt es nun nicht mehr auf die Intensität oder den Versuch der Verbesserung der körperlichen Form an. Dafür war in den Wochen zuvor genug Zeit! Innerhalb dieser Woche kommt es zu keinem nennenswerten Muskelzuwachs oder Fettabbau mehr! Wer hier nicht bereits seine Bestform erreicht hat, bzw. den Körperfettgehalt auf ein absolutes Minimum reduziert hat, der wird dies auch jetzt nicht mehr schaffen. Die Beine sollten während dieser Woche nicht mehr trainiert werden, da diese sehr häufig negativ reagieren, indem sie an Tag X nicht die optimale Definition und Muskelteilung erreichen. Das letzte Beintraining sollte ca. eine Woche vor dem jeweiligen Wettkampftermin absolviert werden. Es bleibt also nur ein Training des Oberkörpers mit hohen Wiederholungszahlen und geringer bis moderater Intensität. Ein Training das zu Muskelkater führt sollte hier dringend vermieden werden. Zusätzlich zum Gewichtstraining sollte täglich das

138

Posing einstudiert und durchgeführt werden, wobei dies natürlich auch schon in den Wochen zuvor eingeübt werden sollte!

Zwei Tage vor dem Wettkampf/dem Auftritt, wird das Training abgeschlossen. Lediglich das Posing wird weiter durchgeführt. Gleichzeitig beginnt das Aufladen mit Kohlenhydraten. Die Nährstoffverteilung entspricht in etwa der des strukturierten Refeeds: 6-10g Kohlenhydrate pro kg KG, 1,5-2g Protein pro kg KG und 30-50g Fett. Diese Richtwerte gelten für Tag 1 des Kohlenhydratladens. An Tag zwei kann die Kohlenhydratmenge um ca. die Hälfte reduziert werden. Nun geht es vielmehr darum, die Glykogenspeicher gefüllt zu halten. Ein unnötiges „Vollfressen" mit Kohlenhydraten, wie von vielen Athleten betrieben, kann hier nicht empfohlen werden! Muss das Gewicht in eine bestimmte Gewichtsklasse „gedrückt" werden, so ist zu beachten, dass die Superkompensation der Glykogenspeicher zu einer Gewichtszunahme führen kann. Ein Gramm Glykogen bindet rund 3g Wasser in der Muskelzelle. Dieses Gewicht muss beim Gewichtsmanagement miteinberechnet werden. Ein dritter Ladetag ist im Normalfall nicht notwendig. Somit fällt der dritte Ladetag auf den direkten Wettkampftag. An diesem Tag kann nach Hungerempfinden gegessen werden. Wichtig nur, dass hier möglichst weiterhin kohlenhydratreich gegessen wird. „Trockene" Kohlenhydrate sollten hier bevorzugt werden. Reis, Kartoffeln aber auch Kuchen oder Schokolade können hier zum Einsatz kommen. Die jeweilige Verträglichkeit sollte jedoch bekannt sein. Aufblähende ballaststoffreiche Kohlenhydratquellen sollten gemieden werden. Wer auf Nummer Sicher gehen will, lässt Experimente aus und verwendet hauptsächlich gekochten und abgetropften Reis oder Reiswaffeln ohne Salz. Diese enthalten zusätzlich Kalium, was die Glykogeneinlagerung in die Muskelzellen nochmals begünstigt.

Eine Kaliumsupplementation kann auch schon in den vorangegangenen Ladetagen erfolgen. Etwa 2-3g Kalium können hier zum Einsatz kommen und sollten zusammen mit den Kohlenhydratmahlzeiten verabreicht werden. Eine höhere Kaliumzufuhr kann nicht empfohlen werden. Auch hier gilt einmal mehr, dass mehr nicht gleich mehr ist, sondern die Form auch hier wieder, durch überzogenen Ehrgeiz, eher verschlechtert werden kann. Mehr kann im Sinne der Glykogensuperkompensation nicht getan werden.

3.5.2 Der Wasserhaushalt

Mit dem Beginn der Kohlenhydratentladung, sollte gleichzeitig eine massive Steigerung der Flüssigkeitszufuhr erfolgen. Diese Erhöhung sollte Werte im Bereich 8-10 Liter erreichen. Dadurch kommt es reflektorisch zu einem Absinken der Hormone ADH und Aldosteron, welche für das Zurückhalten von Wasser im Körper zuständig sind. Dem Körper wird signalisiert, dass genügend Wasser zur Verfügung steht und eine Speicherung somit nicht nötig ist. Es kommt zu einer verstärkten Flüssigkeitsausscheidung des Organismus. Weiter verstärkt werden kann dieser Effekt durch harntreibende Tees, wie z.B. Brenneseltee. Ansonsten sollte hauptsächlich Wasser getrunken werden. Dieses Schema wird bis zwei Tage vor dem Wettkampf beibehalten. Am Tag unmittelbar vor dem Wettkampf wird die Flüssigkeitszufuhr drastisch eingeschränkt und 8-24 Stunden vorher sogar komplett eingestellt (sehr individuell). Bis der Körper diese neue Situation registriert und darauf reagieren kann, vergehen wenige Stunden bis mehrere Tage (daher sehr individuell). Der Körper ist somit trotz Flüssigkeitsrestriktion darauf aus, viel Flüssigkeit auszuscheiden. Überschüssiges Wasser unter der Haut kann nun

„ausgeschwemmt" werden. Zusammen mit dem erhöhten Kaliumgehalt der Kohlenhydrate des Glykogenladens, wird zusätzlich das Wasser des Unterhautgewebes in die Muskelzellen gezogen, was optisch zu einem „volleren und pralleren" Look führen kann. Um diesen Effekt optimal auszunutzen sollten am Tag vor dem Wettkampf, wie auch am Wettkampftag selber, weiterhin Kohlenhydrate, jedoch nur sehr wenig Flüssigkeit zugeführt werden. Hier kann evtl. sogar mit weiteren entwässernd wirkenden Substanzen wie z.B. Wacholderbeerextrakt gearbeitet werden. Eine Flüssigkeitszufuhr macht erst kurze Zeit vor dem finalen Auftritt in Kombination mit etwas Alkohol, Zucker und/oder evtl. Salz wieder Sinn, um die Vaskularität zu verbessern. Doch auch hier muss sehr stark auf die individuelle Reaktion geachtet werden!

3.5.3 Der Natriumhaushalt

Einer der größten Mythen im Bodybuilding dreht sich noch immer um die korrekte Salzzufuhr – insbesondere während einer Wettkampfvorbereitung. Viele Athleten gehen leider noch immer davon aus, dass eine Wettkampfdiät automatisch von Tag 1 an sehr natriumarm gestaltet werden muss. Dies führt oft dazu, dass neben Reis und Pute nur wenige Nahrungsmittel zum Einsatz kommen. Eine zu starke und vor allem zu frühe Reduktion des Salzes bewirkt jedoch genau das Gegenteil von dem, was eigentlich erwünscht wäre: Der Organismus beginnt nun mit seinen Natriumvorräten zu wirtschaften und versucht, Natrium im Körper zurückzuhalten. Dieses Vorgehen macht auch durchaus Sinn, denn Natrium ist eines der wichtigsten Mineralien überhaupt im menschlichen Körper. Wer jedoch seinen Natriumhaushalt gezielt manipulieren möchte, der sollte ähnlich vorgehen wie bei der Wasser-Thematik. Eine erhöhte

Salzzufuhr veranlasst den Körper dazu, viel Natrium auszuscheiden. Auch hier erkennt der Organismus den Überschuss. Daher kann auch während der kompletten Wettkampfvorbereitung normal weiter gesalzen werden. Lediglich die letzte(n) Woche(n) werden hier noch etwas angepasst. Doch auch hier ist es zunächst notwendig, die Natriumzufuhr vorerst zu erhöhen. Damit sollte rechtzeitig angefangen werden. Eine Woche vor dem Wettkampftermin mit dem Einsetzen der Entladephase, stellt den spätesten Zeitpunkt dar. Empirischen Daten zufolge profitieren einige Athleten davon, wenn der Zeitpunkt der Salzerhöhung schon einige Tage nach vorne gezogen wird. 10-14 Tage vor Tag X scheint bei den meisten Athleten jedoch gut zu funktionieren und man ist im Normalfall auf der sicheren Seite. Von nun an wird täglich, möglichst konstant, gleich viel Salz zur Nahrung hinzugefügt. 4-5g Kochsalz ist als guter Richtwert zu nennen. Einige Athleten scheinen zwar von einer noch stärkeren Erhöhung mehr zu profitieren, bei der genannten Menge sollte ein spürbarer Effekt jedoch definitiv gegeben sein. Diese hohe Natriumzufuhr wird bis zum Zeitpunkt des Ladens beibehalten. Dann wird die Zufuhrmenge, ähnlich dem Vorgehen bei der Manipulation des Wasserhaushaltes plötzlich stark eingeschränkt bzw. das Natrium wird komplett aus der Ernährung entfernt. Parallel dazu wird die Kaliummenge, wie schon erwähnt, erhöht. Dadurch kommt es zu einer verstärkten Ausschwemmung des Natriums aus dem extrazellulären Raum, also zwischen Muskel und Haut, und das überschüssige Wasser wird nun entweder ausgeschieden oder aber durch das Kalium und die nun zugeführten Kohlenhydrate in die Muskelzelle geschleust.

3.5.4 Häufig begangene Fehler

Wie mehrmals erwähnt ist die letzte Woche vor einem Wettkampf oder einem Foto-Shooting sehr heikel und unberechenbar. Nicht selten zerstören Athleten in diesen letzten Tagen eine komplette, mehrwöchige oder gar mehrmonatige Wettkampfdiät. Wer das Timing bei der Manipulation des Wasser- und Elektrolythaushaltes, sowie bei der Glykogensuperkompensation nicht exakt trifft, der könnte möglicherweise das Pech haben, eine zuvor sehr gute Form ins Mittelmaß zu katapultieren. Beim Anwenden diese Taktik sollte die Reaktion des eigenen Körpers genau gekannt und zuvor analysiert werden. Von daher ist es auch ratsam, speziell bei den ersten Versuchen des Erreichens der körperlichen Bestform, mit einem vertrauenswürdigen Betreuer oder Trainer zusammenzuarbeiten, der sich in diesem Bereich auskennt. So kann ein böses Erwachen oft verhindert werden.

Dennoch gibt es Fehler die immer und immer wieder begangen werden. Dazu zählt z.B. das zu frühe Eliminieren der Natriumzufuhr über die Ernährung. Die Problematik dabei wurde ja bereits erläutert.

Ein weiterer oft gesehener Fehler ist das so genannte „trockene Laden". Hierbei beginnt man mit dem Aufladen der Kohlenhydratspeicher, tut dies jedoch bereits ohne die ausreichende Zufuhr von Flüssigkeit. Das Resultat sieht dann meist so aus, dass der jeweilige Athlet eher „flach" und „weich" aussieht als „voll" und „prall". Der Grund hierfür ist simpel: Wie bereits angedeutet benötigt die Einlagerung von Kohlenhydraten Flüssigkeit. Knapp 3g Flüssigkeit werden pro Gramm Glykogen benötigt. Lädt ein Athlet nun mit 600g Kohlenhydraten auf, so entfallen schon mindestens 2 Liter Flüssigkeit auf die Glykogenspeicherung. Da die Einlagerung von Glykogenreserven zu optischen Zwecken jedoch nicht zur höchsten Priorität im Organismus gehört, wird die gering zugeführte

Flüssigkeitsmenge möglicherweise für andere Körperfunktionen verwendet und steht der Glykogensynthese nun nicht mehr zur Verfügung. Von daher sollte die Ladephase noch mit dem letzten „Wassertag" beginnen!

Oft gut gemeint kommt es zusätzlich noch zu einem zu frühen Absetzen der Flüssigkeitszufuhr. Das führt wiederum häufig dazu, dass der Körper schon vor dem finalen Auftritt die Notsituation erkannt hat und nun versucht gegenzusteuern, indem vermehrt Wasser zurückgehalten und gespeichert wird. Dadurch kommt es nicht selten zu einem „Zulaufen" des Athleten, was nichts anderes bedeutet, als dass sich eine feine Wasserschicht unterhalb der Haut bildet, was zu einem massiven Verlust an Definition führen kann. Sicherlich muss hier selbst experimentiert werden, ab wann es zu einer starken Flüssigkeitseinschränkung kommen sollte um an Tag X in Topform dazustehen. Es kann jedoch mit Sicherheit auch gesagt werden, dass nur sehr wenige Sportler davon profitieren die Flüssigkeitszufuhr ganze 24 Stunden vor dem Wettkampftermin oder noch länger vorher einzuschränken. 15-20 Stunden vor Wettkampfbeginn ist ein guter Anhaltspunkt zur starken Reduktion der Wasserzufuhr. Da dieser Part jedoch den individuellsten Anteil einer Wettkampfvorbereitung darstellt, sollte und darf hier nichts dem Zufall überlassen werden. Ein „Einüben" dieser Strategie wird dringlich empfohlen!

Abschließend lässt sich noch sagen, dass die Manipulation des Wasserhaushaltes immer mehr an Bedeutung verliert, je besser man seine „Hausaufgaben" während der vorherigen Diätführung erledigt hat. Wer schon eine hervorragende Definition und Form aufzuweisen hat, kann nur wenige Prozentpunkte an Leistung mehr „herauskitzeln" durch dieses Vorgehen, riskiert jedoch unter Umständen eine dramatische Verschlechterung der aktuellen Form. Wer seine Wettkampfform rechtzeitig erreicht, hat somit noch Zeit für einen „Probedurchlauf", welcher unter Umständen die nötige Sicherheit bei diesem letzten „Tuning" bringt.

Montag	Start der Entladephase 50-100g Kohlenhydrate 200g Protein 50-70g Fett 4-5g Natrium 8-10 Liter Wasser	lockeres Training zur Entleerung der Glykogenspeicher kein Beintraining mehr evtl. lockeres Cardio Posing
Dienstag	Fortsetzung der Entladephase 50-100g Kohlenhydrate 200g Protein 50-70g Fett 4-5g Natrium 8-10 Liter Wasser	lockeres Training zur Entleerung der Glykogenspeicher kein Beintraining mehr evtl. lockeres Cardio Posing
Mittwoch	Fortsetzung der Entladephase 50-100g Kohlenhydrate 200g Protein 50-70g Fett 4-5g Natrium 10-12 Liter Wasser	lockeres Training zur Entleerung der Glykogenspeicher kein Beintraining mehr evtl. lockeres Cardio Posing
Donnerstag	Start der Aufladephase 400-600g Kohlenhydrate 150-200g Protein 30-50g Fett 0g Natrium 8 Liter Wasser	kein Training mehr nur Posing
Freitag	Fortsetzung der Aufladephase 200-300g Kohlenhydrate 150-200g Protein 30-50g Fett 0g Natrium 2-3g Kalium 2-4 Liter Wasser bis zum Nachmittag	kein Training mehr nur Posing
Samstag	Essen nach Bedarf nur trockene Kost individuelle Verträglichkeit testen Nahrungsmittel die ein Völlegefühl verursachen vermeiden stark eingeschränkte Flüssigkeitszufuhr	

Tabelle 13: Vorgehen während der letzten Woche vor einem Bodybuilding-Wettkampf.

4 Nahrungsergänzungen

Nahrungsergänzungen nehmen mittlerweile einen enormen Stellenwert im Bodybuilding und Fitness-Sport ein. Zahlreiche Hersteller werben mit noch zahlreicheren Produkten und deren starken und positiven Wirkungen für Gesundheit, Muskelaufbau und Fettabbau.

Sicherlich haben Nahrungsergänzungen auch ihre Berechtigung im Fitness- und Kraftsport sowie im Bodybuilding und allen weiteren leistungsorientierten Sportarten. Was jedoch nicht vergessen oder übersehen werden darf, ist die Tatsache, dass es sich hierbei, wie der Name auch schon sagt, um Ergänzungen handelt. Sie ergänzen eine sonst gut durchdachte und geplante Ernährung und können nur bei ebenso durchdachtem und geplantem Training dabei behilflich sein, die Fortschritte oder Trainingsergebnisse zu maximieren. Der alleinige Konsum von Nahrungsergänzungen, ohne dabei auf Training und Ernährung zu achten führt nicht zum Erfolg! Bevor also über den Einsatz von Supplements nachgedacht wird, sollte kontrolliert werden, ob die Ernährung in ausreichendem Maße angepasst ist, um überhaupt vom Effekt oder den Wirkungen dieser Ergänzungen profitieren zu können. Eine kleine Hilfe stellt hier die bereits erläuterte 90%-Regel dar. Wer es nicht schafft, sich an diese Regel zu halten, der benötigt auch keine Nahrungsergänzungen zur Optimierung der Trainingsergebnisse!

Ist die 90%-Regel jedoch schon fester Bestandteil der täglichen Ernährung, so kann der Einsatz hochwertiger Nahrungsergänzungsmittel tatsächlich entscheidende Vorteile bringen und die Trainingsergebnisse maximieren.

In den folgenden Abschnitten sollen die wichtigsten Supplements angesprochen und deren Einsatz und Nutzen kurz erläutert werden.

4.1 Whey-Protein

Zusammen mit Casein bildet Whey-Protein das Milchprotein. Vollständige, in der natürlichen Ernährung vorkommende Milchproteine, bestehen zu etwa 80% aus Casein und 20% aus Whey-Protein. Das Whey-Protein stellt dabei zwar den geringeren, jedoch deutlich schneller verdaulichen Anteil des Milchproteins dar. Im Deutschen lautet die Bezeichnung für Whey-Protein entweder Molkeneiweiß oder Laktalbumin und wurde früher eher als Abfallprodukt der Käseherstellung angesehen. Erst später wurden die positiven Eigenschaften des Laktalbumin bekannt. Dazu gehört z.B., dass Laktalbumin das Einzelprotein mit der höchsten biologischen Wertigkeit (BW) darstellt. Die BW liegt mit 104 sogar noch über dem Vollei. Doch nicht nur das. Molkenproteine steigern zudem die Proteinsynthese um bis zu 68% über eine Dauer von etwa 100 Minuten nach dem Verzehr, weist einen sehr hohen BCAA-Gehalt auf und trägt möglicherweise zur Stärkung des Immunsystems bei (BOIRIE et al., 1997). Nach etwa 180 Minuten nach dem Konsum eines Molkenproteins scheint die Aminosäurenkonzentration im Blutplasma sehr schnell wieder abzuflachen. Als Diätprotein bzw. als alleinige Zwischenmahlzeit scheint Whey-Protein daher nicht uneingeschränkt empfehlenswert zu sein. Diese Proteinform zeigt seine Stärken eher in der kurzfristigen Erhöhung des Plasmaaminosäurenspiegels und einer Stimulation der Proteinsynthese auf. Somit könnte man das Molkenprotein tendenziell als anaboles Protein einstufen, welches immer dann zum Einsatz kommen sollte, wenn möglichst schnell Baustoffe in Form von Aminosäuren zur Verfügung stehen müssen. Ein guter Zeitraum hierfür stellt die Vorbereitungsphase dar. Wird hier nicht auf freie Aminosäuren oder eine Mischung aus freien Aminosäuren und Proteinen zurückgegriffen, so ist dies der beste Zeitpunkt für eine Whey-Protein Zufuhr. Bereits 30-45 Minuten nach dem Verzehr, tauchen die ersten Aminosäuren im Blut auf und erreichen nach Boirie et al. nach etwa 60 Minuten ihren Höchststand. Konsumiert man dieses Protein also innerhalb von 45 Minuten vor dem Training und geht davon aus, dass eine Trainingseinheit nicht länger als 60-75 Minuten andauert, so stehen dem Körper mit dem Ende der Trainingseinheit ausreichend Baustoffe zur Verfügung. Die in Laktalbumin reichhaltig enthaltenen BCAAs, sorgen für eine Stimulierung der Proteinsynthese und es kann auf diese Art und Weise schneller zu einer positiven Proteinbilanz kommen, woraus letztlich bei ausreichender Energiezufuhr ein Neuaufbau von Muskelgewebe resultiert.

Zu klären bleibt nun letztlich nur noch, welche Form des Molkenproteins empfohlen werden kann. Neben Konzentraten sind heutzutage u.a. noch Isolate und Hydrolysate erhältlich. Für welches Produkt man sich nun entscheidet, liegt ganz im Sinne des Anspruches des jeweiligen Kunden. Während Konzentrate einen höheren Laktose- und Fettgehalt besitzen, sind diese bei Isolaten und Hydrolysaten minimiert. Beim Isolat liegt sozusagen das reine Protein vor. Hydrolysate sind dagegen noch weiter verarbeitet und enzymatisch vorverdaut. Dadurch liegen nur noch kurze Peptidketten des Whey-Proteins vor, welche vom Körper optimal und schnell resorbiert werden können. Die unterschiedlichen Proteinarten unterscheiden sich jedoch auch erheblich im Preis. Für den Einsatz während einer Muskelaufbauphase eignen sich alle drei Arten des Molkenproteins. Lediglich während der letzten Phase einer Wettkampfvorbereitung oder bei Milchzuckerunverträglichkeiten können Isolate oder speziell Hydrolysate von Vorteil sein.

4.2 Casein

Wie im vorangegangenen Unterkapitel bereits angedeutet, ist Casein der zweite Bestandteil des Milchproteins. Im Vergleich zum Whey-Protein ist die biologische Wertigkeit mit 77 eher gering. Deshalb handelt es sich jedoch nicht um ein minderwertiges Protein! Im Gegenteil. Casein gleicht sozusagen die Schwächen des Molkenproteins aus und umgekehrt. Während es sich beim Molkenprotein um ein schnellverdauliches Protein handelt, wird Casein eher langsam verdaut. Die Stimulierung der Proteinsynthese ist mit 31% im Vergleich zum Laktalbumin ebenfalls eher gering. Jedoch konnte auch 300 Minuten nach dem Verzehr von Casein ein erhöhter Aminosäurengehalt im Blut nachgewiesen werden, was letztlich zu einer Hemmung des Proteinabbaus um 34% innerhalb dieser Zeit führt (BOIRIE et al., 1997). Casein ist also eher das antikatabole Protein. Selbst nach acht Stunden nach dem Casein-Konsum, konnte noch eine leichte Aminosäurenabgabe vom Darm ins Blut beobachtet werden. Casein ist daher das optimale Protein für die Nacht oder anderen langen Fastenperioden und ein sehr gutes Diätprotein. In einer Studie von Demling et al. konnte über einen Beobachtungszeitraum von 12 Wochen gezeigt werden, dass Probanden während einer energiereduzierten Diät, bei ausreichender Casein-Zufuhr, einen Fettverlust von 7,0kg verzeichnen konnten bei gleichzeitiger Steigerung der fettfreien Körpermasse um 4,2kg. Im Vergleich dazu brachten es Probanden, die dem selben Studiendesign folgten, jedoch Whey-Proteine verabreicht bekamen, gerade mal zu einem Fettverlust von 4,2kg und einem Aufbau magerer Körpermasse von 2,0kg.

Der verhältnismäßig hohe Glutamingehalt des Caseins kann zudem zu einer verbesserten Regenerationsfähigkeit und einem gesteigerten Immunsystem führen.

Im Sinne einer Optimierung des Muskelaufbaus und des Fettabbaus scheint es sinnvoll zu sein, sowohl Whey-Protein als auch Casein zu ergänzen. Fügt man nun noch einen geringen Teil eines Vollei-Proteins hinzu, so erlangt man eine Proteinquelle mit einer biologischen Wertigkeit von 124.

Während Whey-Protein vor dem Training eingesetzt werden sollte, sollte nach dem Training zur längerfristigen Aminosäurenversorgung eher Casein gewählt werden. Optimal ist jedoch eine Mischung aus Molkenprotein und Casein oder die Zufuhr des oben erwähnten Mehrkomponentenproteins. So ist eine zeitversetzte Aminosäurenabgabe an das Blut gewährleistet. Während Whey-Protein seine anabolen Eigenschaften ausspielen kann, punktet Casein sozusagen mit dessen antikatabolen Funktionen und es kommt zu einer Art Summationseffekt.

Diese Strategie kann auf verschiedene Arten zum Einsatz kommen. Entweder ein vorgemischtes Mehrkomponetenprotein wird in Wasser eingerührt oder aber das Whey wird selbst mit Casein gemischt und ebenfalls in Wasser eingerührt. Als dritte Möglichkeit kann ein einfaches Whey-Protein-Konzentrat in Milch gemixt werden. Da Milchproteine, wie beschrieben, überwiegend aus Casein bestehen, ist hier für eine ausreichende Zufuhr dieser Proteinkomponente gesorgt. Es sollte jedoch darauf geachtet werden, dass es sich hierbei um fettarme oder besser entrahmte Milch handelt, damit die Magenverweildauer durch das in der Milch enthaltene Fett nicht unnötig verlängert wird.

4.3 Omega-3-Fettsäuren

Wie in mehreren vorangegangenen Kapiteln schon häufig erwähnt, spielen Omega-3-Fettsäuren bedeutende Rollen für die Gesundheit. Doch nicht nur

150

wenn es um Gesundheit geht sind die Omega-3-Fettsäuren für den Sportler interessant. Auch wenn es sich um die positive Veränderung der Körperzusammensetzung dreht, kann die ausreichende Zufuhr an Omega-3-Fettsäuren behilflich sein.

In der täglichen Ernährung finden sich die Omega-3-Fettsäuren hauptsächlich in fettem Seefisch wider, weshalb bei der Auswahl einer Ergänzung darauf geachtet werden sollte, dass es sich um ein Fischölprodukt handelt. Meist werden diese Ergänzungen aus Lachsöl gewonnen. Vorsicht ist dagegen bei vegetabilen Nahrungsergänzungen geboten, die meist aus Leinöl gewonnen werden. Das Problem hierbei ist, dass Leinöl zwar viel alpha-Linolensäure (ALA) besitzt, diese aber keinen direkten Einfluss auf den Körper besitzt. Erst die Eicosapentaensäure (EPA) und die Docosahexaensäure (DHA) sind für den Organismus von Interesse. Sie stellen sozusagen die aktivierte Form der alpha-Linolensäure dar. Die Umwandlungsrate von ALA ist jedoch begrenzt und beträgt nur ca. 10%. Aus 1g ALA werden also nur rund 100mg EPA gebildet. EPA selbst wirkt nun entzündungshemmend, gefäßerweiternd und gerinnungshemmend. Aus dem aus ALA gewonnenen EPA kann nun noch DHA gewonnen werden. DHA wirkt positiv auf die Gehirnfunktionen und ist z.B. auch wichtig für die Netzhaut des Auges. Um sich diese Umwandlung zu ersparen, ist es sinnvoll ein Produkt zu wählen, welches bereits EPA und DHA in der jeweiligen Reinform enthält, wie dies bei Fischöl der Fall ist. Vegetarier oder strenge Gegner von Nahrungsergänzungen, können nun ihren Bedarf zwar auch über den Konsum von Leinöl decken, sollten aber dann dementsprechend viel Leinöl zuführen. Eine Mindestmenge von 1g EPA/DHA täglich wird empfohlen. Beim Verzehr von Leinöl würde dies bei einer Umwandlungsrate von 10% und einem ALA-Anteil von etwa 60% bedeuten, dass täglich etwa 1-2 Esslöffel Leinöl konsumiert werden sollten. Beim Einsatz eines hochwertigen Nahrungsergänzungsmittels müsste die

Dosierung, je nach Konzentration von EPA/DHA, bei 1-5g Fischöl täglich liegen. Ein zusätzlicher regelmäßiger Verzehr von fettem Seefisch, wie etwa Lachs, Hering oder Makrele kann trotzdem weiterhin empfohlen werden.

Die angegebene Dosierungsempfehlung stellt jedoch die Mindestzufuhrmenge dar. Bei therapeutischem Einsatz werden Dosierungen von bis zu 6g EPA/DHA täglich angewendet (TREMOLI et al., 1994). Auch für intensiv trainierende Sportler ist eine höhere Dosierung im Bereich 2-3g EPA/DHA, oder in Ausnahmefällen auch höher, zu empfehlen. Abgeraten werden sollte jedoch auch hier einmal mehr von der „Mehr bringt mehr"-Mentalität! Auch wenn die positiven Effekte auf den ersten Blick recht erstaunlich klingen mögen, so kann ein Übereifer auch negative Auswirkungen mit sich ziehen. So kann es z.B. durch einen massiven Einsatz von Omega-3-Fettsäuren zu einer starken Verdünnung des Blutes kommen oder zu einer übermäßigen entzündungshemmenden Wirkung. Vielmehr gilt es deshalb hier darauf zu achten, das Verhältnis von Omega-3- zu Omega-6-Fettsäuren zu verbessern, was im Kapitel über Fettsäuren bereits angesprochen wurde.

4.4 BCAA

Die Abkürzung BCAA steht für branched-chain amino acids oder übersetzt verzweigt-kettige Aminosäuren. Zu den BCAAs gehören die essentiellen Aminosäuren Leucin, Isoleucin und Valin. Diese drei Aminosäuren werden überwiegend zum Aufbau neuer Gewebe verwendet (HARPER, 1989), was sie für Bodybuilder, Kraft- und Fitnesssportler besonders interessant macht. Über 35% der kontraktilen Proteine im Muskelgewebe bestehen aus den BCAAs und bei Glykogenmangel können sie zusätzlich als

Energielieferanten dienen. Sind ausreichend BCAAs bei glykogenverarmter Muskulatur im Blutplasma, so kann das Muskelprotein vor Abbau geschützt werden. Sie entfalten also eine antikatabole Wirkung, haben jedoch gleichzeitig anabolen Charakter. So ist Leucin z.B. an der Stimulierung der Proteinsynthese beteiligt und führt zusätzlich zu einer Insulinsekretion, wie in vorangegangenen Teilen dieses Buches bereits beschrieben wurde. Dadurch kommt es zu einem verbesserten Aminosäurentransport in die Muskelzelle, was letztlich, nach Tipton et al., der entscheidende Faktor für die Erhöhung der Muskelproteinsynthese und somit der Neubildung von Muskelgewebe darstellt.

Wie Tipton et al. feststellen konnten, führt die Zufuhr essentieller Aminosäuren vor dem Training ab einer Dosis von 6g, zu einem stärkeren Anstieg der Proteinsynthese, als die gleiche Zufuhr unmittelbar nach dem Training. Von daher ist es sinnvoll, BCAAs in einer Größenordnung von 5-10g in der Vorbereitungsphase zu konsumieren. Zwar sind hier nicht alle essentiellen Aminosäuren vorhanden, die Aminosäuren, die maßgeblich für den Aufbau von Muskelsubstanz notwendig sind, werden jedoch in ausreichender Menge geliefert. Alternativ können spezielle Mischungen essentieller Aminosäuren verwendet werden. Allerdings sollte hier darauf geachtet werden, dass pro Portion mindestens 5g BCAAs und davon mindestens 2,5-3g Leucin enthalten sind. Hochwertige BCAA-Produkte zeichnen sich durch ein Verhältnis 2:1:1 – Leucin:Isoleucin:Valin aus. Als dritte und ebenfalls sehr gute Lösung eignen sich die bereits angesprochenen Laktalbuminhydrolysate. Diese zeichnen sich durch einen hohen BCAA-Gehalt aus (ca. 25%) und enthalten darüber hinaus alle weiteren essentiellen Aminosäuren. Dadurch können die BCAAs ihre volle Wirkung im Verbund mit den anderen essentiellen Aminosäuren entfalten. Die Resorptionsgeschwindigkeit eines Laktalbuminhydrolysates ist ähnlich der, freier Aminosäuren.

Bei all den Vorteilen muss jedoch gesagt werden, dass sich eine BCAA-Zufuhr eher längerfristig durch eine verbesserte Regeneration und/oder einem stärkeren Erhalt fettfreier Körpermasse während Reduktionsdiäten bemerkbar macht. Ein unmittelbarer Effekt in Form von Leistungssteigerungen ist dagegen nicht zu erwarten (VAN HALL et al., 1995; DAVIS et al., 1999).

4.5 Glutamin

Eine weitere für den Sportler nützliche Aminosäure stellt das Glutamin dar. Diese Aminosäure ist nicht essentiell, kann also von unserem Organismus selbst synthetisiert werden. Mittlerweile wird Glutamin jedoch als semi-essentiell eingestuft. Diese Bezeichnung weist darauf hin, dass Glutamin, unter bestimmten Bedingungen, zur essentiellen Aminosäure werden kann. Nämlich immer dann, wenn ein erhöhter Glutaminbedarf entsteht, welche der Körper selbst nicht mehr abdecken kann. Das ist vor allem bei Krankheit und Stress der Fall oder bei einer starken Beanspruchung des Immunsystems. In diesen Fällen ist die Eigensyntheserate nicht hoch genug und Glutamin aus Leber und Muskulatur muss herangezogen werden, was langfristig in einer katabolen Stoffwechsellage endet. Sportler mit hohem Trainingsvolumen oder sehr intensiv trainierende Athleten sind alleine aufgrund des verbesserten Immunstatus gut beraten, Glutamin als Nahrungsergänzung zuzuführen (CASTELL et al., 1996).

Ein weiterer interessanter Aspekt ist die Tatsache, dass schon geringe Glutamin-Dosierungen auf nüchternen Magen zu einer signifikanten Ausschüttung von Wachstumshormon führen kann (WELBOURNE, 1995). Inwiefern sich dies jedoch positiv auf die Körperentwicklung auswirkt ist fraglich. Ebenso, der Einfluss von Glutamin auf die Proteinsynthese. Positive Ergebnisse konnten bisher nur in vitro gewonnen werden (WU et al., 1990). Die Förderung der Glykogeneinlagerung konnte jedoch zweifelsfrei gezeigt werden (BOWTELL et al., 1999). Daher ist es sinnvoll, eine Portion Glutamin während der kurzfristigen Regenerationsphase zu konsumieren, unmittelbar nach Ende der Trainingseinheit, zusammen mit dem Shake nach dem Training. Wer von der Stimulation des Wachstumshormons profitieren möchte, der sollte eine zweite Portion nach dem Erwachen, ca. 30-45 Minuten vor dem Frühstück zuführen.

Hier gilt nun auch endlich das „Mehr ist mehr"-Prinzip. Zu geringe Einzeldosierungen sind bei einer Supplementation mit Glutamin eher wirkungslos. Grund hierfür ist, dass die Zellen der Darmschleimhaut einen nicht unerheblichen Teil des Glutamins für sich beanspruchen und somit unter Umständen nur recht wenig Glutamin im Blut ankommt. Dosierungen von unter 5-10g pro Einzelgabe können nicht empfohlen werden.

4.6 Creatin monohydrat

Creatin ist ebenfalls ein sehr populäres Nahrungsergänzungsmittel – zu Recht! Mittlerweile tummeln sich dutzende unterschiedlicher Creatinarten und Gemische auf dem Nahrungsergänzungsmarkt. Da jedoch lediglich Creatin monohydrat eingehend wissenschaftlich untersucht wurde und all die positiven Effekte auf eben diese Form des Creatins zurückzuführen sind, soll an dieser Stelle auch nur diese Form genauer besprochen werden. Denn egal wie kompliziert und futuristisch der Name des neuen „Super-Creatins" auch klingen mag, dem Anwender muss eines immer bewusst sein: Letztlich bleibt es Creatin!

Nachdem dies bei den vorangegangenen Nahrungsergänzungsmitteln nicht der Fall zu sein scheint, kommt es nun bei Creatin zu nachgewiesenen leistungssteigernden Effekten. So konnte beim Einsatz von Creatin eine Verbesserung der Maximalkraft (BECQUE et al., 2000), der Explosivkraft (BOSCO et al., 1997), bei der Leistung wiederholter maximaler Krafteinsätze (BOSCO et al. 1997), der Sprintleistung (BIRCH et al., 1994) und der Arbeitskapazität (KREIDER et al., 1998) gezeigt werden. Neuen Erkenntnissen zufolge steigert Creatin sogar den Spiegel des muskelanabolen IGF-1 (BURKE et al., 2008). Auch der längerfristige Einsatz scheint entgegen der landläufigen Meinung nach, nach Kreider et al. nicht zu gesundheitlichen Einschränkungen oder Problemen zu führen.

Die Einnahme von Creatin erfolgt optimalerweise unmittelbar nach dem Training in einer Dosierung von ca. 5g. Die klassische Supplementierung schreibt eine 5-7-tägige Creatinladephase mit bis zu über 20g Creatin monohydrat täglich vor. Da dies jedoch häufig zu verstärkter Wasserspeicherung und Magen-Darm-Problemen führt, sollte der Einsatz dieser Strategie individuell entschieden werden. Eine dauerhafte Einnahme von 5g täglich führt erfahrungsgemäß nach einiger Zeit zu den Selben Ergebnissen und Fortschritten.

Da der Creatintransport bzw. das Einschleusen von Creatin insulinabhängig ist, ist es ratsam, Creatin zusammen mit möglichst hochglykämischen Kohlenhydraten, wie sie im nächsten Abschnitt besprochen werden, einzunehmen. Da die Kombination von Proteinen, Kohlenhydraten und freien Aminosäuren, wie bereits kennen gelernt, zu einer besonders starken Insulinantwort führt, sollte Creatin einer solchen Kombination im Anschluss an das Training beigefügt werden. An trainingsfreien Tagen sollte die Selbe Kombination morgens auf nüchternen Magen konsumiert werden und im Abstand von ca. 60 Minuten zum Frühstück. Die Einnahmedauer ist prinzipiell nicht begrenzt. Ein Absetzen nach 8-12 Wochen mit ebenso langer Pause, hat sich in der Praxis jedoch bewährt. Eine Creatinsupplementation kann also z.B. immer dann Anwendung finden, wenn sich der Athlet auf einem Trainingsplateau befindet.

Wichtig zu erwähnen ist, dass während einer Creatineinnahme unbedingt genügend Flüssigkeit zugeführt werden sollte. Eine Mindestmenge von 4 Litern Wasser täglich kann als Richtwert gelten. Creatin ist in der Lage Flüssigkeit in die Muskelzellen zu ziehen und dort zu binden. Dies führt zu einem volleren und muskulöserem Aussehen. Ist jedoch nicht genügend Flüssigkeit vorhanden, so kann dieser Effekt auch nicht optimal ausgenutzt werden. Zudem sollten die Nieren beim Abbau von Creatin und dem Ausscheiden von Creatinin durch reichlich Flüssigkeitszufuhr unterstützt werden.

4.7 Kohlenhydrate

Kohlenhydrate sind der Nährstoff, bei dem sich die Geister häufig scheiden. Im Verlauf dieses Buches wurde jedoch gezeigt, dass Kohlenhydrate sicherlich nicht den guten Ruf in der Sporternährung verdienen, welcher ihnen vorauseilt und dass speziell im Bereich Bodybuilding, Fitness- und Kraftsport die tatsächlich notwendige Kohlenhydratmenge meist drastisch überschätzt wird. Und trotzdem tauchen spezielle Kohlenhydratergänzungen in der Liste der wichtigsten Nahrungsergänzungen auf. Die Auswahl der richtigen Kohlenhydrate, in der richtigen Menge zur richtigen Zeit, ist meist der Schlüssel zum Erfolg, bei der Erbringung maximaler Leistungen und der positiven Veränderung der Körperzusammensetzung. So konnte z.B. gezeigt werden, dass kohlenhydrateiweißhaltige Mahlzeiten nach dem Training regenerationsfördernd wirken (VAN LOON et al., 2000) und zu gesteigertem Muskelanabolismus führen können (TIPTON et al., 2001). Vor und während des Trainings konsumierte Kohlenhydrate, wirken antikatabol und schützen vor belastungsinduziertem Muskelabbau (HARGREAVES und SNOW, 2001).

Fraglich ist nun, welche Kohlenhydratquellen nun konkret zum Einsatz kommen sollten. Während die mögliche zweite Kohlenhydratmahlzeit während der kurzfristigen Regenerationsphase in Form von natürlichen, niederglykämischen und ballaststoffhaltigen Kohlenhydraten bestehen sollte, kommen während der Vorbereitungs-, Trainings- und kurzfristigen Regenerationsphase hauptsächlich verschiedene Glukosepolymere zum Einsatz. Die einfachste Möglichkeit ist die Zufuhr von Dextrose, Maltodextrin oder hochmolekularer Stärke, oder auch als Amylopektin oder Vitargo© bekannt. Doch worin genau liegt der Unterschied?

Dextrose ist die Bezeichnung für Glukose, also ein Einfachzucker. Der Körper muss hier keine aufwendige Verdauungsarbeit mehr leisten und die Glukose kann direkt vom Darm ins Blut gelangen. Der glykämische Index liegt bei 100.

Maltodextrin hingegen ist etwas „komplexer". Es ist ein Glukosepolymer, was bedeutet, dass es sich um kurze Ketten aus Glukose handelt. Hier ist etwas Verdauungsarbeit im Darm notwendig. Der glykämische Index liegt bei 100-110, also tendenziell höher als der, der Glukose. Wie kann es aber sein, dass ein Nahrungsmittel, welches ohne Verdauung direkt ins Blut gelangt einen niedrigeren GI aufweist, als ein Nahrungsmittel welches noch teilweise verdaut werden muss? Die Antwort auf diese Frage ist recht simpel: Der Magen rechnet in Teilchen bzw. realisiert die Konzentration der vorhandenen Teilchen. Pro Zeiteinheit kann immer nur eine bestimmte Anzahl an Teilchen vom Magen in den Darm gelangen. Können z.B. pro Zeiteinheit 10 Teilchen vom Magen in den Darm gelangen, so würde dies bei der Dextrose bedeuten, dass 10 Glukosemoleküle pro Zeiteinheit vom Magen in den Darm transportiert werden können. Maltodextrin aber, sind, wie schon erwähnt, Bruchstücke langer Glukoseketten. Besitzt ein Teilchen z.B. 10 Glukosemoleküle, so gelangen pro Zeiteinheit ebenfalls 10 Teilchen vom Magen in den Darm, was bei Maltodextrin jedoch plötzlich im Gesamten 100 Glukosemoleküle darstellt. Und noch stärker ist dieser Effekt bei Stärke wie Amylopektin oder Vitargo©, auch als hochmolekulare Wachsmaisstärke bekannt. Hier ist die Glukosekonzentration pro Teilchen noch deutlich höher als bei Maltodextrin. Pro Zeiteinheit erreichen also noch deutlich mehr Glukosemoleküle den Darm. Somit eignen sich solche Spezialstärken optimal zur Überführung großer Mengen Glukose vom Magen in den Darm. Dort werden die Glukoseketten dann rasch durch bestimmte Enzyme zu Glukose aufgespalten und können dann ins Blut gelangen. Das Ergebnis ist, dass plötzlich viel Glukose im Blut auftaucht und zur Verfügung steht. Der Versuch einfach mehr Glukose zu konsumieren, um ähnlichen Effekt zu erzielen ist meist weniger ratsam bzw. funktioniert nur bei geringen Mengen. Steigt die Konzentration an Einzelteilchen im Magen zu stark an, so muss diese zunächst mit Flüssigkeit verdünnt werden. Dadurch wird die Magenverweildauer verlängert und die Glukose kommt erst verspätet im Blut an. Doch genau das ist eben zum Zeitpunkt des Einsatzes solcher Kohlenhydratergänzungen nicht erwünscht. Zudem wird dem Organismus bei der Verdünnung der Kohlenhydrate im Magen, Flüssigkeit entzogen, die möglicherweise an anderer Stelle im Sinne der maximalen Leistungserbringung dringender benötigt wird. Von daher ist es zusätzlich von enormer Bedeutung, dass bei der Zubereitung eines Sportgetränkes auf ausreichend Flüssigkeit geachtet wird! Die folgende Tabelle zeigt, wie viel Kohlenhydrate pro Liter Flüssigkeit zugesetzt werden dürfen, um eine rasche Magenpassage zu gewährleisten.

Glukose	Maltodextrin	hochmolekulare Stärke
ca. 60g pro Liter Flüssigkeit	60-80g pro Liter Flüssigkeit	bis zu 15g pro Liter Flüssigkeit

Tabelle 14: Konzentration einzelner Kohlenhydratgetränke.

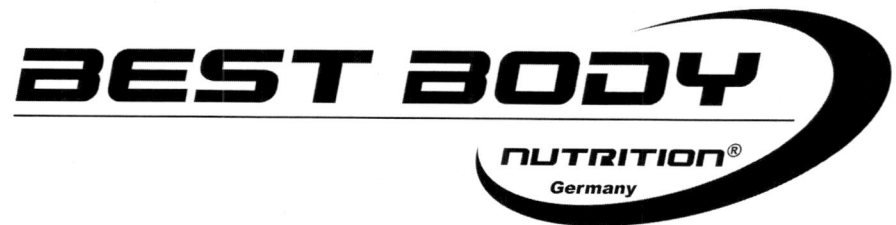

5 Anwenderbeispiele

Im Folgenden sollen nun zwei Anwenderbeispiele des LOGISCH-ERNÄHREN-BODY-SYSTEMS vorgestellt werden. Im ersten Anwenderbeispiel handelt es sich um den Autoren selbst, der dieses System im Zuge einer Bodybuilding-Wettkampfvorbereitung zur Anwendung gebracht hat.

Das zweite Anwenderbeispiel stammt von einem LOGISCH-ERNÄHREN Kunden, der das LOGISCH-ERNÄHREN-BODY-SYSTEM ebenfalls zur Wettkampfvorbereitung mit Erfolg genutzt hat.

5.1 Anwenderbeispiel 1: Philipp Rauscher

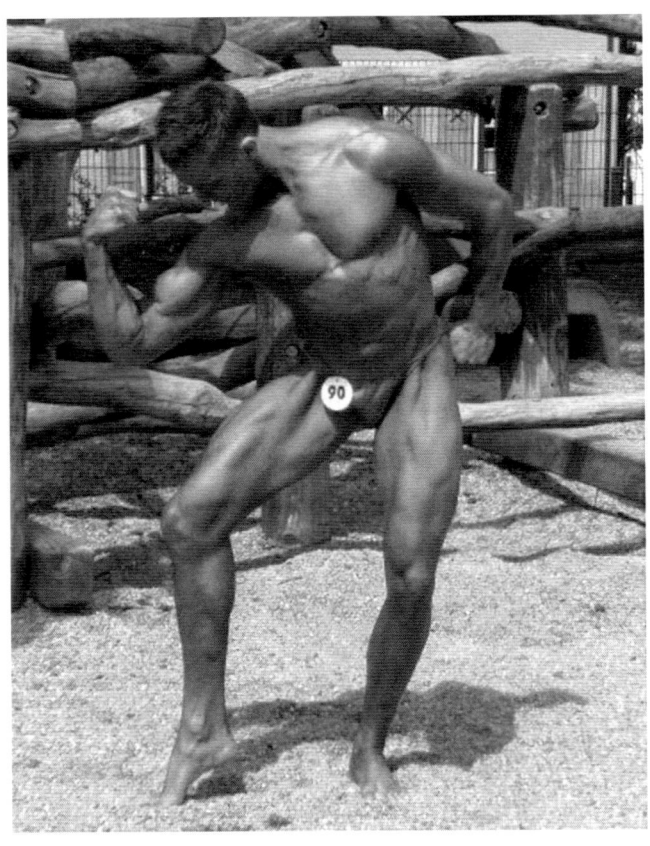

5.1.1 Typischer Ernährungsplan (Definitionsphase)

Mahlzeit 1: Vorbereitungsphase
25g Amylopektin
10g essentielle Aminosäuren
10g Whey-Protein-Isolat

Mahlzeit 2: kurzfristige Regenerationsphase I
25g Amylopektin
30g Mehrkomponentenprotein (Molke, Casein, Ei)
10g Glutamin
5g BCAAs (davon 3g Leucin)

Mahlzeit 3: kurzfristige Regenerationsphase II
60g Haferflocken
1 Hühnerei
250g Magerquark
1 Stück Obst

Mahlzeit 4: langfristige Regenerationsphase I
150g Hähnchenbrustfilet
300g stärkearmes Gemüse (z.B. Zucchini, Gurke, Spinat, Paprika usw.)
30g Mandeln
3000mg Lachsöl (davon 50% EPA/DHA)

Mahlzeit 5: langfristige Regenerationsphase II
150g Hähnchenbrustfilet
300g stärkearmes Gemüse (z.B. Zucchini, Gurke, Spinat, Paprika usw.)
30g Mandeln
3000mg Lachsöl (davon 50% EPA/DHA)

Mahlzeit 6: langfristige Regenerationsphase III
150g Rindersteak
Salat nach Belieben mit 200-300g Rohkost
1 EL Rapsöl
3000mg Lachsöl (davon 50% EPA/DHA)

Mahlzeit 7: langfristige Regenerationsphase IV
250g Quark Halbfettstufe
1 EL Leinöl
100g Himbeeren oder Blaubeeren

5.1.2 Typischer Ernährungsplan (Refeed)

Mahlzeit 1:
75g Reiswaffeln
1 Banane
30g Whey-Protein

Mahlzeit 2:
100g Cornflakes
150g Erdbeeren
250ml entrahmte Milch

Mahlzeit 3:
100g Haferflocken
1 Apfel
125g Magerquark

Mahlzeit 4:
100g Reis
150g Erbsen
100g Hähnchenbrustfilet
200g Tomatensauce
Gemüse nach Belieben

Mahlzeit 5:
500g Kartoffeln
125g Lachs
200g Tomatensauce
Gemüse nach Belieben

Mahlzeit 6:
2 Roggenbrötchen
125g Magerquark mit Kräutern
Gemüse nach Belieben

5.1.3 Typischer Ernährungsplan (Aufbauphase)

Mahlzeit 1: Vorbereitungsphase
25g Amylopektin
10g essentielle Aminosäuren
10g Whey-Protein-Isolat

Mahlzeit 2: kurzfristige Regenerationsphase I
25g Amylopektin
30g Mehrkomponentenprotein (Molke, Casein, Ei)
10g Glutamin
5g BCAAs (davon 3g Leucin)

Mahlzeit 3: kurzfristige Regenerationsphase II
60g Haferflocken
1 Hühnerei
250g Magerquark
1 Stück Obst

Mahlzeit 4: langfristige Regenerationsphase I
150g Hähnchenbrustfilet
300g stärkearmes Gemüse (z.B. Zucchini, Gurke, Spinat, Paprika usw.)
50g Mandeln
3000mg Lachsöl (davon 50% EPA/DHA)

Mahlzeit 5: langfristige Regenerationsphase II
2 Eier
200g stärkearmes Gemüse (z.B. Zucchini, Gurke, Spinat, Paprika usw.)
25g Bitterschokolade (85% Kakaoanteil)
50g Macadamianuss
3000mg Lachsöl (davon 50% EPA/DHA)

Mahlzeit 6: langfristige Regenerationsphase III
150g Tatar
50g Käse 48% Fett
Salat und Gemüse nach Belieben
2 EL Rüböl

Mahlzeit 7: langfristige Regenerationsphase IV
250g Quark Halbfettstufe
2 EL Leinöl
100g Himbeeren oder Blaubeeren

5.2 Anwenderbeispiel 2: Domenico Intermaggio

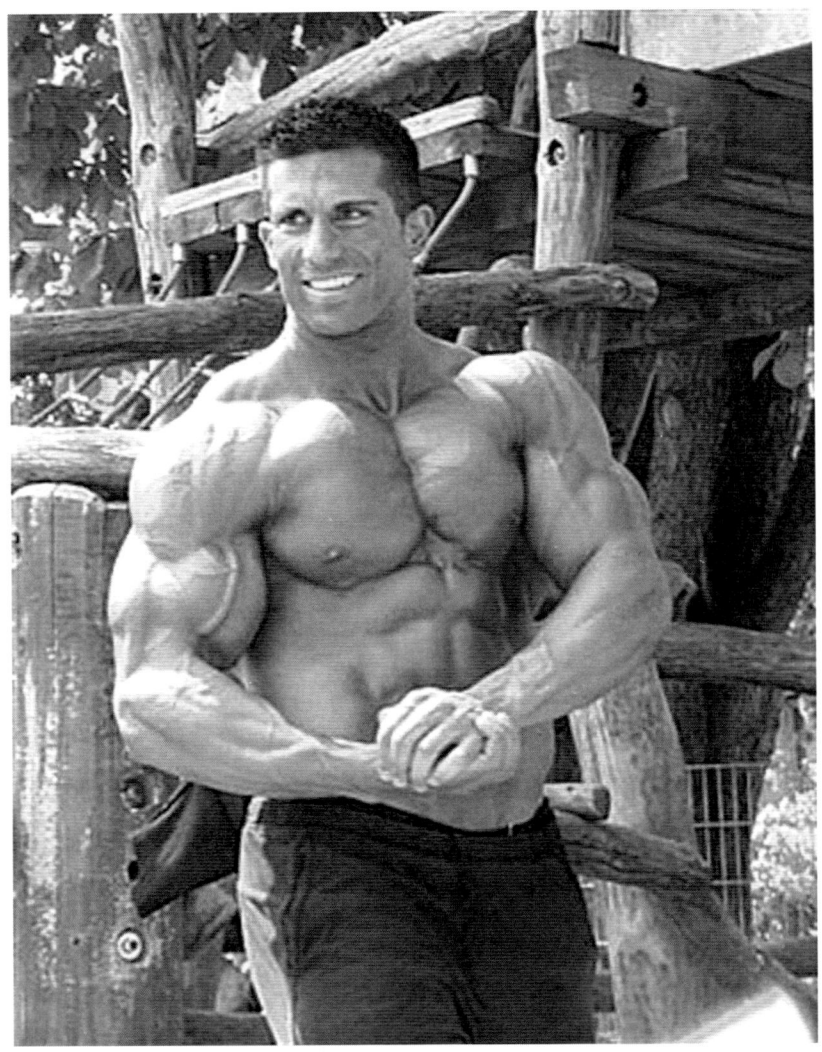

5.2.1 Typischer Ernährungsplan (Definitionsphase)

Mahlzeit 1: langfristige Regenerationsphase I
2 Eier
3 Eiklar
1 EL Olivenöl
30g Whey-Protein
1 Stück Obst
3000mg Lachsöl (davon 50% EPA/DHA)

Mahlzeit 2 & 3: langfristige Regenerationsphase II & III
150g Hähnchenbrustfilet
300g stärkearmes Gemüse
20g Mandeln
20g Walnüsse
3000mg Lachsöl (davon 50% EPA/DHA)

Mahlzeit 4: Vorbereitungsphase
50g Amylopektin
15g Whey-Protein-Isolat
10g BCAAs

Mahlzeit 5: kurzfristige Regenerationsphase I
50g Amylopektin
45g Mehrkomponentenprotein (Molke, Casein, Ei)
10g Glutamin

Mahlzeit 6: kurzfristige Regenerationsphase II
100g Reis
150g Erbsen
150g stärkearmes Gemüse
150g Thunfisch

Mahlzeit 7: langfristige Regenerationsphase IV
250g Magerquark
100g Himbeeren oder Blaubeeren
1 EL Leinöl

5.2.2 Typischer Ernährungsplan (Refeed)

Mahlzeit 1:
150g Cornflakes
1 Banane
150ml entrahmte Milch
30g Whey-Protein

Mahlzeit 2:
150g Reis
150g Tatar
200g Tomatensauce
Gemüse nach Belieben

Mahlzeit 3:
100g Reiswaffeln
250g Magerquark
50g Marmelade
1 Stück Obst

Mahlzeit 4:
100g Marmorkuchen
1 Weight-Gainer-Shake
1 Stück Obst

Mahlzeit 5:
100g Grits
45g Mehrkomponentenprotein
1 Stück Obst

Über den Tag verteilt 10.000mg Lachsöl (davon 50% EPA/DHA)

5.2.3 Typischer Ernährungsplan (Aufbauphase)

Mahlzeit 1: langfristige Regenerationsphase I – sensible Phase
150g Haferflocken
1 Banane
150g entrahmte Milch
30g Whey-Protein

Mahlzeit 2: langfristige Regenerationsphase II
150g Hähnchenbrustfilet
60g Mandeln
300g stärkearmes Gemüse
3000mg Lachsöl (davon 50% EPA/DHA)

Mahlzeit 3: langfristige Regenerationsphase III
200g Rindersteak
10g Kräuterbutter
Salat und Rohkost nach Belieben
1 EL Rapsöl
3000mg Lachsöl (davon 50% EPA/DHA)

Mahlzeit 4: Vorbereitungsphase
50g Amylopektin
30g Whey-Protein
10g BCAAs

Mahlzeit 5: kurzfristige Regenerationsphase I
75g Amylopektin
45g Mehrkomponentenprotein (Molke, Casein, Ei)
10g Glutamin
5g BCAAs

Mahlzeit 6: kurzfristige Regenerationsphase II
500g Kartoffeln
2 Eier
3 Eiklar
Spinat nach Belieben

Mahlzeit 7: langfristige Regenerationsphase IV:
250g Quark Halbfettstufe
100g Himbeeren oder Blaubeeren
30g Erdnussmus (ohne Zucker)

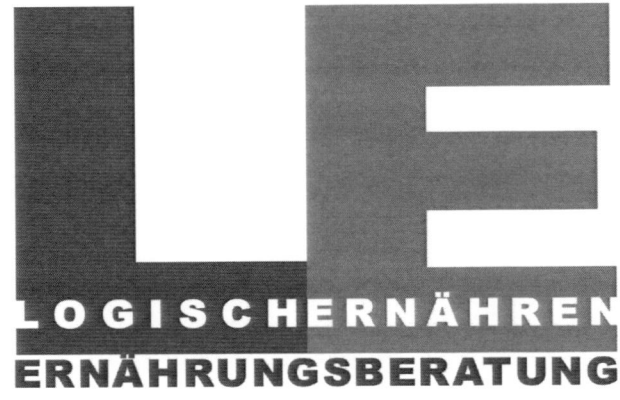

Weitere Informationen:

Philipp Rauscher
Silcherstrasse 3
72585 Riederich

www.logisch-ernaehren.de
Philipp@logisch-ernaehren.de

Abbildungsverzeichnis

Tabellenverzeichnis

Literaturverzeichnis:

Acheson KJ, Schutz Y, Bessard T, Ravussin E, Jéquier E, Flatt JP. Nutritional influences on lipogenesis and thermogenesis after a carbohydrate meal. Am J Physiol. 1984 Jan;246(1 Pt 1):E62-70.

Ascherio A, Rimm EB, Giovannucci EL, Spiegelman D, Stampfer M, Willett WC. Dietary fat and risk of coronary heart disease in men: cohort follow up study in the United States. BMJ. 1996 Jul 13;313(7049):84-90.

Bailes JR, Strow MT, Werthammer J, McGinnis RA, Elitsur Y. Effect of low-carbohydrate, unlimited calorie diet on the treatment of childhood obesity: a prospective controlled study. Metab Syndr Relat Disord. 2003 Sep;1(3):221-5.

Barbul A, Sisto DA, Wasserkrug HL, Efron G. Arginine stimulates lymphocyte immune response in healthy human beings. Surgery. 1981 Aug;90(2):244-51.

Baty JJ, Hwang H, Ding Z, Bernard JR, Wang B, Kwon B, Ivy JL. The effect of a carbohydrate and protein supplement on resistance exercise performance, hormonal response, and muscle damage. J Strength Cond Res. 2007 May;21(2):321-9.

Becque MD, Lochmann JD, Melrose DR. Effects of oral creatine supplementation on muscular strength and body composition. Med Sci Sports Exerc. 2000 Mar;32(3):654-8.

Beelen M, Koopman R, Gijsen AP, Vandereyt H, Kies AK, Kuipers H, Saris WH, van Loon LJ. Protein coingestion stimulates muscle protein synthesis during resistance-type exercise. Am J Physiol Endocrinol Metab. 2008 Jul;295(1):E70-7.

Below PR, Mora-Rodríguez R, González-Alonso J, Coyle EF. Fluid and carbohydrate ingestion independently improve performance during 1 h of intense exercise. Med Sci Sports Exerc. 1995 Feb;27(2):200-10.

Biolo G, Williams BD, Fleming RY, Wolfe RR. Insulin action on muscle protein kinetics and amino acid transport during recovery after resistance exercise. Diabetes. 1999 May;48(5):949-57.

Biolo G, Fleming RY, Maggi SP, Nguyen TT, Herndon DN, Wolfe RR. Inverse regulation of protein turnover and amino acid transport in skeletal muscle of hypercatabolic patients. J Clin Endocrinol Metab. 2002 Jul;87(7):3378-84.

Birch R, Noble D, Greenhaff PL. The influence of dietary creatine supplementation on performance during repeated bouts of maximal isokinetic cycling in man. Eur J Appl Physiol Occup Physiol. 1994;69(3):268-76.

Bird SP, Tarpenning KM, Marino FE. Liquid carbohydrate/essential amino acid ingestion during a short-term bout of resistance exercise suppresses myofibrillar protein degradation. Metabolism. 2006 May;55(5):570-7.

Boirie Y, Dangin M, Gachon P, Vasson MP, Maubois JL, Beaufrère B. Slow and fast dietary proteins differently modulate postprandial protein accretion. Proc Natl Acad Sci U S A. 1997 Dec 23;94(26):14930-5.

171

Børsheim E, Tipton KD, Wolf SE, Wolfe RR. Essential amino acids and muscle protein recovery from resistance exercise. Am J Physiol Endocrinol Metab. 2002 Oct;283(4):E648-57.
Bosco C, Tihanyi J, Pucspk J, Kovacs I, Gabossy A, Colli R, Pulvirenti G, Tranquilli C, Foti C, Viru M, Viru A. Effect of oral creatine supplementation on jumping and running performance. Int J Sports Med. 1997 Jul;18(5):369-72.

Bosher KJ, Potteiger JA, Gennings C, Luebbers PE, Shannon KA, Shannon RM. Effects of different macronutrient consumption following a resistance-training session on fat and carbohydrate metabolism. J Strength Cond Res. 2004 May;18(2):212-9.

Bowen J, Noakes M, Clifton P. A high dairy protein, high-calcium diet minimizes bone turnover in overweight adults during weight loss. J Nutr. 2004 Mar;134(3):568-73.

Bowtell JL, Gelly K, Jackman ML, Patel A, Simeoni M, Rennie MJ. Effect of oral glutamine on whole body carbohydrate storage during recovery from exhaustive exercise. J Appl Physiol. 1999 Jun;86(6):1770-7.

Brändle E, Sieberth HG, Hautmann RE. Effect of chronic dietary protein intake on the renal function in healthy subjects. Eur J Clin Nutr. 1996 Nov;50(11):734-40.

Burke DG, Candow DG, Chilibeck PD, MacNeil LG, Roy BD, Tarnopolsky MA, Ziegenfuss T. Effect of creatine supplementation and resistance-exercise training on muscle insulin-like growth factor in young adults. Int J Sport Nutr Exerc Metab. 2008 Aug;18(4):389-98.

Campbell WW, Crim MC, Young VR, Joseph LJ, Evans WJ. Effects of resistance training and dietary protein intake on protein metabolism in older adults. Am J Physiol. 1995 Jun;268(6 Pt 1):E1143-53.

Castell LM, Poortmans JR, Newsholme EA. Does glutamine have a role in reducing infections in athletes? Eur J Appl Physiol Occup Physiol. 1996;73(5):488-90.

Cheuvront SN, Carter R 3rd, Sawka MN. Fluid balance and endurance exercise performance. Curr Sports Med Rep. 2003 Aug;2(4):202-8.

Cribb PJ, Hayes A. Effects of supplement timing and resistance exercise on skeletal muscle hypertrophy. Med Sci Sports Exerc. 2006 Nov;38(11):1918-25.

Davis JM, Welsh RS, De Volve KL, Alderson NA. Effects of branched-chain amino acids and carbohydrate on fatigue during intermittent, high-intensity running. Int J Sports Med. 1999 Jul;20(5):309-14.

DeMarco HM, Sucher KP, Cisar CJ, Butterfield GE. Pre-exercise carbohydrate meals: application of glycemic index. Med Sci Sports Exerc. 1999 Jan;31(1):164-70.

Demling RH, DeSanti L. Effect of a hypocaloric diet, increased protein intake and resistance training on lean mass gains and fat mass loss in overweight police officers. Ann Nutr Metab. 2000;44(1):21-9.

Dessein PH, Shipton EA, Stanwix AE, Joffe BI, Ramokgadi J. Beneficial effects of weight loss associated with moderate calorie/carbohydrate restriction, and increased proportional intake of protein and unsaturated fat on serum urate and lipoprotein levels in gout: a pilot study. Ann Rheum Dis. 2000 Jul;59(7):539-43.

172

Dorgan JF, Judd JT, Longcope C, Brown C, Schatzkin A, Clevidence BA, Campbell WS, Nair PP, Franz C, Kahle L, Taylor PR. Effects of dietary fat and fiber on plasma and urine androgens and estrogens in men: a controlled feeding study. Am J Clin Nutr. 1996 Dec;64(6):850-5.

Farnsworth E, Luscombe ND, Noakes M, Wittert G, Argyiou E, Clifton PM. Effect of a high-protein, energy-restricted diet on body composition, glycemic control, and lipid concentrations in overweight and obese hyperinsulinemic men and women. Am J Clin Nutr. 2003 Jul;78(1):31-9.

Fern EB, Bielinski RN, Schutz Y. Effects of exaggerated amino acid and protein supply in man. Experientia. 1991 Feb 15;47(2):168-72.

Ferrando AA, Williams BD, Stuart CA, Lane HW, Wolfe RR. Oral branched-chain amino acids decrease whole-body proteolysis. JPEN J Parenter Enteral Nutr. 1995 Jan-Feb;19(1):47-54.

Ford ES, Liu S. Glycemic index and serum high-density lipoprotein cholesterol concentration among us adults. Arch Intern Med. 2001 Feb 26;161(4):572-6.

Forslund AH, Hambraeus L, Olsson RM, El-Khoury AE, Yu YM, Young VR. The 24-h whole body leucine and urea kinetics at normal and high protein intakes with exercise in healthy adults. Am J Physiol. 1998 Aug;275(2 Pt 1):E310-20.

French MA, Sundram K, Clandinin MT. Cholesterolaemic effect of palmitic acid in relation to other dietary fatty acids. Asia Pac J Clin Nutr. 2002;11 Suppl 7:S401-7.

Gaine PC, Viesselman CT, Pikosky MA, Martin WF, Armstrong LE, Pescatello LS, Rodriguez NR. Aerobic exercise training decreases leucine oxidation at rest in healthy adults. J Nutr. 2005 May;135(5):1088-92.

Gapstur SM, Gann PH, Lowe W, Liu K, Colangelo L, Dyer A. Abnormal glucose metabolism and pancreatic cancer mortality. JAMA. 2000 May 17;283(19):2552-8.

Garg A. High-monounsaturated-fat diets for patients with diabetes mellitus: a meta-analysis. Am J Clin Nutr. 1998 Mar;67(3 Suppl):577S-582S.

Gibala MJ. Protein metabolism and endurance exercise. Sports Med. 2007;37(4-5):337-40.

Goldin BR, Woods MN, Spiegelman DL, Longcope C, Morrill-LaBrode A, Dwyer JT, Gualtieri LJ, Hertzmark E, Gorbach SL. The effect of dietary fat and fiber on serum estrogen concentrations in premenopausal women under controlled dietary conditions. Cancer. 1994 Aug 1;74(3 Suppl):1125-31.

Green HJ, Duhamel TA, Holloway GP, Moule JW, Ranney DW, Tupling AR, Ouyang J. Rapid upregulation of GLUT-4 and MCT-4 expression during 16 h of heavy intermittent cycle exercise. Am J Physiol Regul Integr Comp Physiol. 2008 Feb;294(2):R594-600.

Grundy SM. Influence of stearic acid on cholesterol metabolism relative to other long-chain fatty acids. Am J Clin Nutr. 1994 Dec;60(6 Suppl):986S-990S.

Haff GG, Lehmkuhl MJ, McCoy LB, Stone MH. Carbohydrate supplementation and resistance training. J Strength Cond Res. 2003 Feb;17(1):187-96.

173

Hargreaves MH, Snow R. Amino acids and endurance exercise. Int J Sport Nutr Exerc Metab. 2001 Mar;11(1):133-45.

Harper AE. Thoughts on the role of branched-chain alpha-keto acid dehydrogenase complex in nitrogen metabolism. Ann N Y Acad Sci. 1989;573:267-73.

Havemann L, West SJ, Goedecke JH, Macdonald IA, St Clair Gibson A, Noakes TD, Lambert EV. Fat adaptation followed by carbohydrate loading compromises high-intensity sprint performance. J Appl Physiol. 2006 Jan;100(1):194-202.
Hays JH, DiSabatino A, Gorman RT, Vincent S, Stillabower ME. Effect of a high saturated fat and no-starch diet on serum lipid subfractions in patients with documented atherosclerotic cardiovascular disease. Mayo Clin Proc. 2003 Nov;78(11):1331-6.

Hatfield DL, Kraemer WJ, Volek JS, Rubin MR, Grebien B, Gómez AL, French DN, Scheett TP, Ratamess NA, Sharman MJ, McGuigan MR, Newton RU, Häkkinen K. The effects of carbohydrate loading on repetitive jump squat power performance. J Strength Cond Res. 2006 Feb;20(1):167-71.

Hellerstein MK. Synthesis of fat in response to alterations in diet: insights from new stable isotope methodologies. Lipids. 1996 Mar;31 Suppl:S117-25.

Hermansen L, Vaage O. Lactate disappearance and glycogen synthesis in human muscle after maximal exercise. Am J Physiol. 1977 Nov;233(5):E422-9.

Hu FB, Stampfer MJ, Manson JE, Rimm E, Colditz GA, Speizer FE, Hennekens CH, Willett WC. Dietary protein and risk of ischemic heart disease in women. Am J Clin Nutr. 1999 Aug;70(2):221-7.

Hwalla; Naji Torbay; Nadine Andari; Nada Adra; Sami T. Azar; Zuheir Habbal. Restoration of Normal Insulinemia and Insulin Sensitivity in Hyperinsulinemic Normoglycemic Men by a Hypoenergetic High Monounsaturated Fat Diet. Journal of Nutritional & Environmental Medicine, 1364-6907, Volume 14, Issue 1, 2004, Pages 29 – 38.

Ivy JL, Lee MC, Brozinick JT Jr, Reed MJ. Muscle glycogen storage after different amounts of carbohydrate ingestion. J Appl Physiol. 1988 Nov;65(5):2018-23.

Ivy JL, Goforth HW Jr, Damon BM, McCauley TR, Parsons EC, Price TB. Early postexercise muscle glycogen recovery is enhanced with a carbohydrate-protein supplement. J Appl Physiol. 2002 Oct;93(4):1337-44.

Jee SH, Ohrr H, Sull JW, Yun JE, Ji M, Samet JM. Fasting serum glucose level and cancer risk in Korean men and women. JAMA. 2005 Jan 12;293(2):194-202.

Jentjens RL, Shaw C, Birtles T, Waring RH, Harding LK, Jeukendrup AE. Oxidation of combined ingestion of glucose and sucrose during exercise. Metabolism. 2005 May;54(5):610-8.

Johnston CS, Day CS, Swan PD. Thermic effect of high-protein diets. FASEBJ 2001, 15(4):a755.6.

Johnston CS, Tjonn SL, Swan PD, White A, Hutchins H, Sears B. Ketogenic low-carbohydrate diets have no metabolic advantage over nonketogenic low-carbohydrate diets. Am J Clin Nutr. 2006 May;83(5):1055-61.

174

Johnstone AM, Horgan GW, Murison SD, Bremner DM, Lobley GE. Effects of a high-protein ketogenic diet on hunger, appetite, and weight loss in obese men feeding ad libitum. Am J Clin Nutr. 2008 Jan;87(1):44-55.

Kalogeropoulou D, Lafave L, Schweim K, Gannon MC, Nuttall FQ. Leucine, when ingested with glucose, synergistically stimulates insulin secretion and lowers blood glucose. Metabolism. 2008 Dec;57(12):1747-52.

Kofrányi E, Jekat F, Müller-Wecker H. The determination of the biological value of dietary proteins. XVI. The minimum protein requirement of humans, tested with mixtures of whole egg plus potato and maize plus beans. Hoppe Seylers Z Physiol Chem. 1970 Dec;351(12):1485-93.

Koopman R, Wagenmakers AJ, Manders RJ, Zorenc AH, Senden JM, Gorselink M, Keizer HA, van Loon LJ. Combined ingestion of protein and free leucine with carbohydrate increases postexercise muscle protein synthesis in vivo in male subjects. Am J Physiol Endocrinol Metab. 2005 Apr;288(4):E645-53.

Kopp W. High-insulinogenic nutrition--an etiologic factor for obesity and the metabolic syndrome? Metabolism. 2003 Jul;52(7):840-4.

Kreider RB, Ferreira M, Wilson M, Grindstaff P, Plisk S, Reinardy J, Cantler E, Almada AL. Effects of creatine supplementation on body composition, strength, and sprint performance. Med Sci Sports Exerc. 1998 Jan;30(1):73-82.

Kreider RB, Melton C, Rasmussen CJ, Greenwood M, Lancaster S, Cantler EC, Milnor P, Almada AL. Long-term creatine supplementation does not significantly affect clinical markers of health in athletes. Mol Cell Biochem. 2003 Feb;244(1-2):95-104.

Kris-Etherton PM, Pearson TA, Wan Y, Hargrove RL, Moriarty K, Fishell V, Etherton TD. High-monounsaturated fatty acid diets lower both plasma cholesterol and triacylglycerol concentrations. Am J Clin Nutr. 1999 Dec;70(6):1009-15.

Lamont LS, McCullough AJ, Kalhan SC. Comparison of leucine kinetics in endurance-trained and sedentary humans. J Appl Physiol. 1999 Jan;86(1):320-5.

Lemaitre RN, King IB, Mozaffarian D, Kuller LH, Tracy RP, Siscovick DS. n-3 Polyunsaturated fatty acids, fatal ischemic heart disease, and nonfatal myocardial infarction in older adults: the Cardiovascular Health Study. Am J Clin Nutr. 2003 Feb;77(2):319-25.

Lemon PW, Dolny DG, Yarasheski KE. Moderate physical activity can increase dietary protein needs. Can J Appl Physiol. 1997 Oct;22(5):494-503.

Levenhagen DK, Gresham JD, Carlson MG, Maron DJ, Borel MJ, Flakoll PJ. Postexercise nutrient intake timing in humans is critical to recovery of leg glucose and protein homeostasis. Am J Physiol Endocrinol Metab. 2001 Jun;280(6):E982-93.

Liu RH. Health benefits of fruit and vegetables are from additive and synergistic combinations of phytochemicals. Am J Clin Nutr. 2003 Sep;78(3 Suppl):517S-520S.

Liu S, Manson JE, Stampfer MJ, Holmes MD, Hu FB, Hankinson SE, Willett WC. Dietary glycemic load assessed by food-frequency questionnaire in relation to plasma high-density-lipoprotein cholesterol and fasting plasma triacylglycerols in postmenopausal women. Am J Clin Nutr. 2001 Mar;73(3):560-6.

Liu S, Manson JE. Dietary carbohydrates, physical inactivity, obesity, and the 'metabolic syndrome' as predictors of coronary heart disease. Curr Opin Lipidol. 2001 Aug;12(4):395-404. Review.

Maehlum S, Hermansen L. Muscle glycogen concentration during recovery after prolonged severe exercise in fasting subjects. Scand J Clin Lab Invest. 1978 Oct;38(6):557-60.

McConell G, Kloot K, Hargreaves M. Effect of timing of carbohydrate ingestion on endurance exercise performance. Med Sci Sports Exerc. 1996 Oct;28(10):1300-4.

Mensink RP, Zock PL, Kester AD, Katan MB. Effects of dietary fatty acids and carbohydrates on the ratio of serum total to HDL cholesterol and on serum lipids and apolipoproteins: a meta-analysis of 60 controlled trials. Am J Clin Nutr. 2003 May;77(5):1146-55.

Merimee TJ, Lillicrap DA, Rabinowitz D. Effect of arginine on serum-levels of human growth-hormone. Lancet. 1965 Oct 2;2(7414):668-70.

Müller H, Lindman AS, Brantsaeter AL, Pedersen JI. The serum LDL/HDL cholesterol ratio is influenced more favorably by exchanging saturated with unsaturated fat than by reducing saturated fat in the diet of women. J Nutr. 2003 Jan;133(1):78-83.

Noakes M, Keogh JB, Foster PR, Clifton PM. Effect of an energy-restricted, high-protein, low-fat diet relative to a conventional high-carbohydrate, low-fat diet on weight loss, body composition, nutritional status, and markers of cardiovascular health in obese women. Am J Clin Nutr. 2005 Jun;81(6):1298-306.

Osterberg KL, Zachwieja JJ, Smith JW. Carbohydrate and carbohydrate + protein for cycling time-trial performance. J Sports Sci. 2008 Feb 1;26(3):227-33.

Pelkman CL, Fishell VK, Maddox DH, Pearson TA, Mauger DT, Kris-Etherton PM. Effects of moderate-fat (from monounsaturated fat) and low-fat weight-loss diets on the serum lipid profile in overweight and obese men and women. Am J Clin Nutr. 2004 Feb;79(2):204-12.

Phillips SM, Atkinson SA, Tarnopolsky MA, MacDougall JD. Gender differences in leucine kinetics and nitrogen balance in endurance athletes. J Appl Physiol. 1993 Nov;75(5):2134-41.

Phillips SM, Tipton KD, Aarsland A, Wolf SE, Wolfe RR. Mixed muscle protein synthesis and breakdown after resistance exercise in humans. Am J Physiol. 1997 Jul;273(1 Pt 1):E99-107.

Piatti PM, Monti F, Fermo I, Baruffaldi L, Nasser R, Santambrogio G, Librenti MC, Galli-Kienle M, Pontiroli AE, Pozza G. Hypocaloric high-protein diet improves glucose oxidation and spares lean body mass: comparison to hypocaloric high-carbohydrate diet. Metabolism. 1994 Dec;43(12):1481-7.

Poortmans JR, Dellalieux O. Do regular high protein diets have potential health risks on kidney function in athletes? Int J Sport Nutr Exerc Metab. 2000 Mar;10(1):28-38.

Poppitt SD, Keogh GF, Mulvey TB, Phillips A, McArdle BH, MacGibbon AK, Cooper GJ. Effect of moderate changes in dietary fatty acid profile on postprandial lipaemia, haemostatic and related CVD risk factors in healthy men. Eur J Clin Nutr. 2004 May;58(5):819-27.

Rapp K, Schroeder J, Klenk J, Ulmer H, Concin H, Diem G, Oberaigner W, Weiland SK. Fasting blood glucose and cancer risk in a cohort of more than 140,000 adults in Austria. Diabetologia. 2006 May;49(5):945-52.

Ravnskov U. The questionable role of saturated and polyunsaturated fatty acids in cardiovascular disease. J Clin Epidemiol. 1998 Jun;51(6):443-60.
Ravnskov U. Dietary fat intake and risk of stroke: allegations about dietary fat are unfounded. BMJ. 2003 Dec 6;327(7427):1348; author reply 1348-9.

Reddy BS, Burill C, Rigotty J. Effect of diets high in omega-3 and omega-6 fatty acids on initiation and postinitiation stages of colon carcinogenesis. Cancer Res. 1991 Jan 15;51(2):487-91.

Richter EA, Mikines KJ, Galbo H, Kiens B. Effect of exercise on insulin action in human skeletal muscle. J Appl Physiol. 1989 Feb;66(2):876-85.

Romano-Ely BC, Todd MK, Saunders MJ, Laurent TS. Effect of an isocaloric carbohydrate-protein-antioxidant drink on cycling performance. Med Sci Sports Exerc. 2006 Sep;38(9):1608-16.

Romijn JA, Coyle EF, Sidossis LS, Rosenblatt J, Wolfe RR. Substrate metabolism during different exercise intensities in endurance-trained women. J Appl Physiol. 2000 May;88(5):1707-14.

Roy BD, Tarnopolsky MA, MacDougall JD, Fowles J, Yarasheski KE. Effect of glucose supplement timing on protein metabolism after resistance training. J Appl Physiol. 1997 Jun;82(6):1882-8.

Roy BD, Tarnopolsky MA. Influence of differing macronutrient intakes on muscle glycogen resynthesis after resistance exercise. J Appl Physiol. 1998 Mar;84(3):890-6.

Roy BD, Luttmer K, Bosman MJ, Tarnopolsky MA. The influence of post-exercise macronutrient intake on energy balance and protein metabolism in active females participating in endurance training. Int J Sport Nutr Exerc Metab. 2002 Jun;12(2):172-88.

Shah M, Adams-Huet B, Garg A. Effect of high-carbohydrate or high-cis-monounsaturated fat diets on blood pressure: a meta-analysis of intervention trials. Am J Clin Nutr. 2007 May;85(5):1251-6.

Shiue HJ, Sather C, Layman D. Reduced carbohydrate/protein-ratio enhances metabolic changes associated with weight loss diet. FASEBJ 2001; 15(4):a254.

Smeets AJ, Soenen S, Luscombe-Marsh ND, Ueland Ø, Westerterp-Plantenga MS. Energy expenditure, satiety, and plasma ghrelin, glucagon-like peptide 1, and peptide tyrosine-tyrosine concentrations following a single high-protein lunch. J Nutr. 2008 Apr;138(4):698-702.

Smeets AJ, Westerterp-Plantenga MS. Acute effects on metabolism and appetite profile of one meal difference in the lower range of meal frequency. Br J Nutr. 2008 Jun;99(6):1316-21.

Spiller GA, Jensen CD, Pattison TS, Chuck CS, Whittam JH, Scala J. Effect of protein dose on serum glucose and insulin response to sugars. Am J Clin Nutr. 1987 Sep;46(3):474-80.

Spriet LL. Caffeine and performance. Int J Sport Nutr. 1995 Jun;5 Suppl:S84-99.

Starks MA, Starks SL, Kingsley M, Purpura M, Jäger R. The effects of phosphatidylserine on endocrine response to moderate intensity exercise. J Int Soc Sports Nutr. 2008 Jul 28;5:11.

Tanasescu M, Cho E, Manson JE, Hu FB. Dietary fat and cholesterol and the risk of cardiovascular disease among women with type 2 diabetes. Am J Clin Nutr. 2004 Jun;79(6):999-1005.

Tang FC. Influence of branched-chain amino acid supplementation on urinary protein metabolite concentrations after swimming. J Am Coll Nutr. 2006 Jun;25(3):188-94.
Tarnopolsky MA, Atkinson SA, MacDougall JD, Chesley A, Phillips S, Schwarcz HP. Evaluation of protein requirements for trained strength athletes. J Appl Physiol. 1992 Nov;73(5):1986-95.

Tarnopolsky MA, Bosman M, Macdonald JR, Vandeputte D, Martin J, Roy BD. Postexercise protein-carbohydrate and carbohydrate supplements increase muscle glycogen in men and women. J Appl Physiol. 1997 Dec;83(6):1877-83.

Tipton KD, Rasmussen BB, Miller SL, Wolf SE, Owens-Stovall SK, Petrini BE, Wolfe RR. Timing of amino acid-carbohydrate ingestion alters anabolic response of muscle to resistance exercise. Am J Physio Endocrinol Metab. 2001 Aug;281(2):E197-206.

Tipton KD, Elliott TA, Cree MG, Aarsland AA, Sanford AP, Wolfe RR. Stimulation of net muscle protein synthesis by whey protein ingestion before and after exercise. Am J Physiol Endocrinol Metab. 2007 Jan;292(1):E71-6.

Tipton KD, Elliott TA, Ferrando AA, Aarsland AA, Wolfe RR. Stimulation of muscle anabolism by resistance exercise and ingestion of leucine plus protein. Appl Physiol Nutr Metab. 2009 Apr;34(2):151-61

Torún B, Scrimshaw NS, Young VR. Effect of isometric exercises on body potassium and dietary protein requirements of young men. Am J Clin Nutr. 1977 Dec;30(12):1983-93.

Tremoli E, Eligini S, Colli S, Maderna P, Risè P, Pazzucconi F, Marangoni F, Sirtori CR, Galli C. n-3 fatty acid ethyl ester administration to healthy subjects and to hypertriglyceridemic patients reduces tissue factor activity in adherent monocytes. Arterioscler Thromb. 1994 Oct;14(10):1600-8.

van Hall G, Raaymakers JS, Saris WH, Wagenmakers AJ. Ingestion of branched-chain amino acids and tryptophan during sustained exercise in man: failure to affect performance. J Physiol. 1995 Aug 1;486 (Pt 3):789-94.

van Hall G, Shirreffs SM, Calbet JA. Muscle glycogen resynthesis during recovery from cycle exercise: no effect of additional protein ingestion. J Appl Physiol. 2000 May;88(5):1631-6.

van Loon LJ, Saris WH, Kruijshoop M, Wagenmakers AJ. Maximizing postexercise muscle glycogen synthesis: carbohydrate supplementation and the application of amino acid or protein hydrolysate mixtures. Am J Clin Nutr. 2000 Jul;72(1):106-11.

van Loon LJ, Saris WH, Verhagen H, Wagenmakers AJ. Plasma insulin responses after ingestion of different amino acid or protein mixtures with carbohydrate. Am J Clin Nutr. 2000 Jul;72(1):96-105.

Volek JS, Sharman MJ, Love DM, Avery NG, Gómez AL, Scheett TP, Kraemer WJ. Body composition and hormonal responses to a carbohydrate-restricted diet. Metabolism. 2002 Jul;51(7):864-70.

Volek JS, Sharman MJ. Cardiovascular and hormonal aspects of very-low-carbohydrate ketogenic diets. Obes Res. 2004 Nov;12 Suppl 2:115S-23S.

Wagenmakers AJ, Brouns F, Saris WH, Halliday D. Oxidation rates of orally ingested carbohydrates during prolonged exercise in men. J Appl Physiol. 1993 Dec;75(6):2774-80.

Walker KZ, O'Dea K, Johnson L, Sinclair AJ, Piers LS, Nicholson GC, Muir JG. Body fat distribution and non-insulin-dependent diabetes: comparison of a fiber-rich, high-carbohydrate, low-fat (23%) diet and a 35% fat diet high in monounsaturated fat. Am J Clin Nutr. 1996 Feb;63(2):254-60.

Welbourne TC. Increased plasma bicarbonate and growth hormone after an oral glutamine load. Am J Clin Nutr. 1995 May;61(5):1058-61.

Wolfe BM, Piché LA. Replacement of carbohydrate by protein in a conventional-fat diet reduces cholesterol and triglyceride concentrations in healthy normolipidemic subjects. Clin Invest Med. 1999 Aug;22(4):140-8.

Wu GY, Thompson JR. The effect of glutamine on protein turnover in chick skeletal muscle in vitro. Biochem J. 1990 Jan 15;265(2):593-8.

Yam D, Bott-Kanner G, Genin I, Shinitzky M, Klainman E. The effect of omega-3 fatty acids on risk factors for cardiovascular diseases. Harefuah. 2001 Dec;140(12):1156-8, 1230.

Yancy WS Jr, Olsen MK, Guyton JR, Bakst RP, Westman EC. A low-carbohydrate, ketogenic diet versus a low-fat diet to treat obesity and hyperlipidemia: a randomized, controlled trial. Ann Intern Med. 2004 May 18;140(10):769-77.

Yu S, Derr J, Etherton TD, Kris-Etherton PM. Plasma cholesterol-predictive equations demonstrate that stearic acid is neutral and monounsaturated fatty acids are hypocholesterolemic. Am J Clin Nutr. 1995 May;61(5):1129-39.

Zawadzki KM, Yaspelkis BB 3rd, Ivy JL. Carbohydrate-protein complex increases the rate of muscle glycogen storage after exercise. J Appl Physiol. 1992 May;72(5):1854-9.

Bücher:

Arndt. K & Albers T. Handbuch Proteine und Aminosäuren. Novagenics 2004.

Atkins, RC. Die neue Atkinsdiät. Abnehmen ohne Hunger. Wilhelm Goldmann Verlag 2004.

DiPasquale, M. The Metabolic Diet. AllProTraining.com Books, 2000.

Hick, C. Intensivkurs Physiologie. Elsevier, 2006.

Hofmann E. Medizinische Biochemie systematisch. Uni-med, 2006.

Hoffmann, J. Hormon Report. Novagenics 1999.

Franca Mangiameli/Nicolai Worm. LOGI GUIDE. Systemed Verlag, 2007.

Maughan RJ. Food, Nutrition and Sports Performance II. MPG Books Ltd. 2007.

Mougios V. Exercise Biochemistry. Human Kinetics 2006.

Opoku-Afari, C. Das Kohlenhydratkartell. Systemed Verlag, 2008.

Prinzhausen J. Strategien der Leistungsernährung für Sportler. Ein Handbuch unter Einbeziehung der Stoffwechseltypisierung. Akademos Wissenschaftsverlag, 2003.

Prinzhausen J. LOGI und Low Carb in der Sporternährung. Glykämischer Index und glykämische Last – Einfluss auf Gesundheit und körperliche Leistungsfähigkeit. Systemed Verlag, 2005.

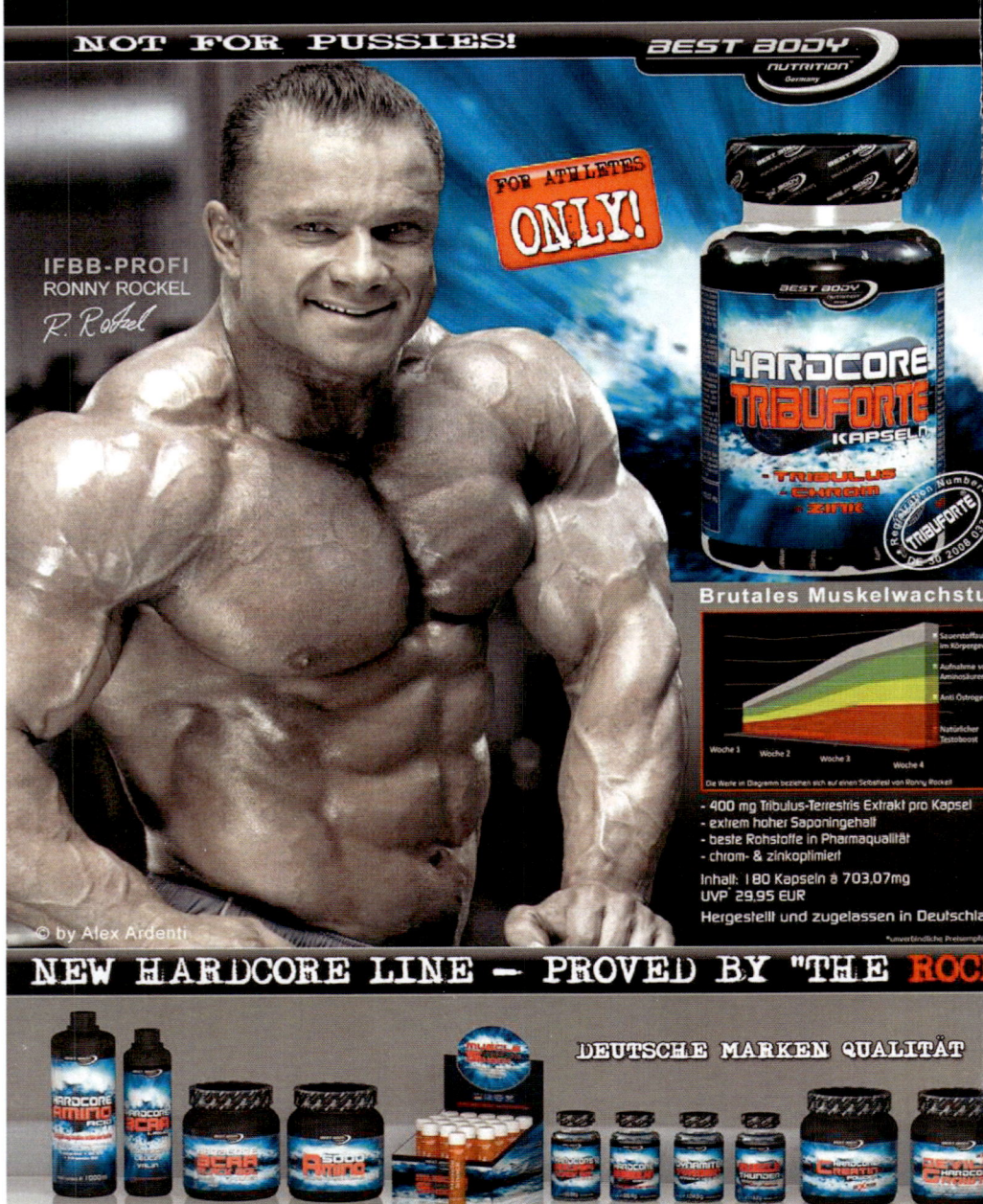